Destrozando los Mitos: Verdades Reveladoras sobre el Aumento de Masa Muscular

While every precaution has been taken in the preparation of this book, the publisher assumes no responsibility for errors or omissions, or for damages resulting from the use of the information contained herein.

GANAR MASA MUSCULAR

First edition. November 2, 2023.

Copyright © 2023 Gonzalo Estrada.

ISBN: 979-8224047932

Written by Gonzalo Estrada.

Tabla de Contenido

Contenid0

GONZALO ESTRADA

Capítulo 17: Mantenimiento de la Masa Muscular

Capítulo 17: Mantenimiento de la Masa Muscular

Capítulo 1: Fundamentos del Aumento de Masa Muscular

Descubre los conceptos básicos y los fundamentos necesarios para comprender el proceso de aumento de masa muscular en los deportistas.

El aumento de masa muscular es un objetivo común para muchos deportistas. Ya sea que practiques levantamiento de pesas, corras, nades o juegues fútbol, tener una musculatura fuerte y desarrollada es esencial para mejorar tu rendimiento y alcanzar tus metas deportivas.

Pero, ¿qué es exactamente el aumento de masa muscular? Este proceso, conocido científicamente como hipertrofia muscular, consiste en el aumento de tamaño y volumen de las fibras musculares. Al someter los músculos a esfuerzos intensos, como levantar pesos pesados o realizar ejercicios de resistencia, se produce una serie de adaptaciones en el organismo que resultan en un incremento de masa muscular.

Uno de los principales factores que contribuye al aumento de masa muscular es el balance proteico. Las proteínas son los principales componentes estructurales de los tejidos musculares y su consumo adecuado es fundamental para el desarrollo y reparación de las fibras musculares. Una ingesta insuficiente de proteínas puede limitar la capacidad de generar nueva masa muscular y afectar negativamente el proceso de hipertrofia.

Además de la ingesta proteica, es importante destacar el papel de la estimulación muscular. Para que se produzca el aumento de masa muscular, es necesario someter los músculos a niveles de estrés suficientes que desencadenen adaptaciones positivas. Esto se logra a través de entrenamientos de fuerza y resistencia progresivos, donde los músculos son desafiados y se ven obligados a adaptarse y crecer.

Es fundamental entender que el aumento de masa muscular no ocurre de la noche a la mañana. Requiere tiempo, paciencia y consistencia en el entrenamiento. Además, cada individuo tiene una capacidad genética diferente para desarrollar masa muscular, por lo que los resultados pueden variar de una persona a otra.

La nutrición desempeña un papel crucial en el proceso de aumento de masa muscular. Además de la ingesta adecuada de proteínas, es necesario asegurarse de obtener los nutrientes necesarios para mantener un equilibrio energético favorable. Una dieta equilibrada y variada, rica en carbohidratos, grasas saludables, vitaminas y minerales, proporcionará al cuerpo los recursos necesarios para construir y reparar tejido muscular.

Asimismo, es importante mencionar la importancia del descanso y la recuperación. Durante el descanso, el cuerpo tiene la oportunidad de reparar los tejidos musculares dañados durante el entrenamiento, lo que estimula el crecimiento muscular. Dormir lo suficiente, mantener una adecuada hidratación y evitar el sobre entrenamiento son aspectos clave para optimizar el proceso de aumento de masa muscular.

En resumen, el aumento de masa muscular es un proceso complejo que requiere una combinación de estímulos de entrenamiento, una nutrición adecuada y un descanso óptimo. Este capítulo ha establecido los fundamentos necesarios para comprender cómo funciona este proceso en los deportistas. A lo largo del libro, profundizaremos en cada uno de estos aspectos y proporcionaremos estrategias para maximizar tus resultados en términos de aumento de masa muscular.

¡Sigue leyendo y descubre cómo alcanzar tu máximo potencial muscular! ¡No te arrepentirás! El descanso y la recuperación son aspectos fundamentales en el proceso de aumento de masa muscular. Durante el entrenamiento intenso, los músculos experimentan daños microscópicos y es durante el descanso cuando se lleva a cabo la reparación de estos tejidos. Es crucial dormir lo suficiente para permitir que el organismo se recupere y se regenere adecuadamente.

El sueño de calidad es esencial para el crecimiento muscular y la reparación de los tejidos. Durante el sueño profundo, el cuerpo libera hormonas anabólicas, como la hormona del crecimiento, que estimulan el desarrollo y la regeneración muscular. Además, el sueño adecuado ayuda a mantener los niveles de energía y favorece el rendimiento durante los entrenamientos.

La hidratación también desempeña un papel importante en el proceso de aumento de masa muscular. Beber suficiente agua es esencial para mantener una adecuada función muscular y promover el transporte de nutrientes a través del cuerpo. Además, la hidratación adecuada facilita la eliminación de desechos metabólicos producidos durante el ejercicio, lo que ayuda a prevenir la fatiga muscular.

Es fundamental evitar el sobre entrenamiento. Si bien el esfuerzo es necesario para estimular el crecimiento muscular, el exceso de entrenamiento puede tener efectos negativos en el cuerpo. El sobre entrenamiento puede resultar en lesiones, fatiga crónica, disminución del rendimiento y dificultades para aumentar la masa muscular. Es importante escuchar a tu cuerpo y permitir que se recupere adecuadamente antes de volver a entrenar intensamente.

La nutrición post-entrenamiento es clave para optimizar el proceso de aumento de masa muscular. Después de una sesión de entrenamiento intensa, el cuerpo necesita reponer las reservas de energía y proporcionar los nutrientes necesarios para la reparación y construcción de tejido muscular. Consumir una comida o merienda que contenga una combinación adecuada de carbohidratos y proteínas dentro de los 45 minutos posteriores al entrenamiento puede ayudar a maximizar la síntesis de proteínas y promover el crecimiento muscular.

Además de la nutrición post-entrenamiento, es importante mantener una dieta equilibrada y variada en general. Consumir una variedad de alimentos ricos en proteínas, como carnes magras, pescado, huevos, lácteos y legumbres, proporcionará los aminoácidos necesarios para la síntesis de proteínas y el crecimiento muscular. Los carbohidratos complejos, como granos enteros, frutas y verduras, proporcionan energía para los entrenamientos y ayudan a mantener un equilibrio energético favorable. Las grasas saludables, como las provenientes de nueces, aguacates y aceite de oliva, son importantes para el funcionamiento adecuado del organismo y ayudan en la absorción de vitaminas liposolubles.

En conclusión, el aumento de masa muscular requiere de una combinación de estímulos de entrenamiento, una nutrición adecuada, descanso óptimo y atención adecuada a la hidratación. Comprender los fundamentos de este proceso es esencial para los deportistas que desean alcanzar sus objetivos de masa muscular. A lo largo del libro, se proporcionarán estrategias y consejos específicos para maximizar los resultados en términos de aumento de masa muscular. ¡Continúa leyendo y descubre cómo aprovechar al máximo tu potencial muscular!

Capítulo 2: El Papel de la Nutrición

Explora la importancia de la nutrición en el desarrollo y mantenimiento de la masa muscular, revelando mitos comunes y brindando consejos prácticos.

La nutrición juega un papel fundamental en el desarrollo y mantenimiento de la masa muscular en los deportistas. A menudo, se subestima la importancia de una alimentación adecuada, enfocándose únicamente en el entrenamiento físico. Sin embargo, el consumo de los nutrientes esenciales no solo proporciona la energía necesaria para llevar a cabo los ejercicios, sino que también favorece la síntesis de proteínas y la recuperación muscular.

Uno de los mitos comunes en relación a la nutrición y el aumento de masa muscular es el excesivo consumo de proteínas. Muchos deportistas creen que cuantas más proteínas consuman, más músculo desarrollarán. Sin embargo, esto no es del todo cierto. Si bien las proteínas son fundamentales para la construcción del tejido muscular, un exceso de ellas no se traducirá directamente en un aumento de masa muscular. El cuerpo tiene un límite en cuanto a la cantidad de proteínas que puede utilizar, y el exceso se almacena como grasa o se elimina a través de la orina.

Es importante destacar que el consumo adecuado de proteínas, junto con una ingesta equilibrada de carbohidratos y grasas saludables, es lo que realmente permite el desarrollo muscular. Los carbohidratos proporcionan la energía necesaria para los entrenamientos intensos y también participan en la síntesis de proteínas, mientras que las grasas saludables son importantes para el funcionamiento adecuado del organismo y el sistema hormonal.

Otro mito frecuente es la creencia de que los suplementos deportivos son necesarios para lograr un aumento de masa muscular. Aunque algunos suplementos pueden ser útiles como complemento de la dieta, no son indispensables. Una alimentación balanceada y rica en nutrientes es suficiente para cubrir las necesidades de un deportista. Los suplementos, como su nombre lo indica, deben ser un complemento ocasional y no la base de la nutrición diaria.

La planificación de las comidas y la distribución adecuada de los nutrientes a lo largo del día también juegan un papel crucial. Es recomendable consumir comidas pequeñas y frecuentes para asegurar una ingesta constante de nutrientes y evitar la degradación muscular. Además, es importante prestar atención a la calidad de los alimentos, priorizando aquellos naturales y frescos, evitando los alimentos ultra procesados y las grasas trans.

No debemos olvidar la importancia de la hidratación en el desarrollo muscular. El agua es fundamental para transportar los nutrientes hacia las células y eliminar los desechos metabólicos. Los deportistas deben asegurarse de mantenerse hidratados antes, durante y después del entrenamiento para favorecer una óptima recuperación muscular.

En resumen, la nutrición es un pilar fundamental para el desarrollo y mantenimiento de la masa muscular en los deportistas. El consumo adecuado de proteínas, carbohidratos y grasas saludables, junto con una planificación adecuada de las comidas y una correcta hidratación, son clave para lograr resultados eficientes. Es importante desmitificar la idea de que los suplementos son la solución definitiva, ya que una alimentación balanceada es suficiente para cubrir las necesidades nutricionales. Ahora que hemos descubierto la importancia de la nutrición en el desarrollo muscular, adentrémonos en el mundo de la suplementación en la segunda parte de este capítulo. En la segunda parte de este capítulo, continuaremos explorando el papel de la nutrición en el desarrollo de la masa muscular y nos adentraremos en el tema de la suplementación.

Para empezar, es importante entender que los suplementos no son necesarios ni vitales para lograr un aumento de masa muscular. Sin embargo, en algunos casos específicos, pueden ser útiles como complemento de la dieta y para cubrir deficiencias nutricionales. Pero antes de considerar la suplementación, es esencial cubrir las necesidades básicas de nutrientes a través de una alimentación balanceada.

Cuando se habla de suplementos para aumentar la masa muscular, es común escuchar sobre la creatina. La creatina es un compuesto presente de forma natural en nuestro organismo y desempeña un papel clave en el suministro de energía a los músculos durante el ejercicio de alta intensidad. La suplementación con creatina ha demostrado ser efectiva para aumentar la fuerza y mejorar el rendimiento físico en determinados deportes. Sin embargo, es importante tener en cuenta que no todos los deportistas necesitan suplementarse con creatina, y que su uso debe ser supervisado por un profesional de la salud.

Otro suplemento muy popular entre los deportistas es la proteína en polvo. Estos suplementos pueden ser una conveniente fuente de proteínas de alta calidad, especialmente para aquellos que tienen dificultades para consumir suficiente proteína a través de la alimentación. Sin embargo, no es necesario depender exclusivamente de los suplementos de proteína en polvo, ya que se pueden obtener proteínas de origen animal y vegetal a través de alimentos como carnes magras, pescado, huevos, lácteos, legumbres y soja.

Además de la creatina y la proteína en polvo, existen otros suplementos que se promocionan como promotores del crecimiento muscular, como los suplementos de aminoácidos de cadena ramificada (BCAAs), los preentrenamientos y los post-entrenamientos. Estos productos pueden tener beneficios adicionales para el rendimiento y la recuperación muscular, pero su utilidad es variable dependiendo de la persona y el tipo de ejercicio que se realice. Es importante recordar que antes de comenzar con cualquier suplementación, es recomendable consultar con un profesional de la salud para recibir una orientación personalizada y adecuada a las necesidades individuales.

Otro aspecto fundamental a considerar en la nutrición para el desarrollo muscular es el timing de los nutrientes. La distribución adecuada de los macronutrientes a lo largo del día puede ser clave para optimizar los resultados. Por ejemplo, consumir proteínas y carbohidratos después del entrenamiento puede ayudar a acelerar la recuperación muscular y estimular la síntesis de proteínas.

Es importante resaltar que cada persona es diferente y tiene requerimientos individuales, por lo tanto, es esencial escuchar a nuestro propio cuerpo y prestar atención a las señales que nos envía. No hay un enfoque único que funcione para todos, por lo que es importante experimentar y encontrar lo que mejor se adapte a nuestras necesidades y metas.

En conclusión, la nutrición juega un papel fundamental en el desarrollo y mantenimiento de la masa muscular en los deportistas. Si bien los suplementos pueden ser útiles en ciertos casos, no son indispensables y deben ser considerados como complementos de una alimentación balanceada. Es esencial buscar el asesoramiento de un profesional de la salud antes de comenzar cualquier tipo de suplementación y recordar que la clave para obtener resultados eficientes radica en una combinación adecuada de nutrientes, una planificación adecuada de las comidas y una hidratación óptima.

Capítulo 3: Entrenamiento con Pesas

Aprende sobre los distintos métodos de entrenamiento con pesas y cómo diseñar programas efectivos para el aumento de masa muscular.

La construcción de masa muscular es un objetivo común para muchos deportistas que desean mejorar su fuerza y rendimiento. El entrenamiento con pesas, también conocido como entrenamiento de resistencia, es una de las formas más efectivas de lograr este objetivo. En este capítulo, exploraremos los diferentes métodos de entrenamiento con pesas y cómo diseñar programas efectivos para el aumento de masa muscular.

Antes de sumergirnos en los detalles, es importante comprender los principios básicos del entrenamiento con pesas. En esencia, este tipo de entrenamiento implica el uso de resistencia externa (ya sea pesas, mancuernas, máquinas o el propio peso corporal) para desafiar a los músculos y promover su crecimiento. Al someter los músculos a una carga mayor de la que están acostumbrados, se produce una respuesta adaptativa que resulta en un aumento de la fuerza y el tamaño muscular.

Existen diferentes métodos y enfoques que se pueden utilizar dentro del entrenamiento con pesas. Uno de los más comunes es el entrenamiento de fuerza, que implica el levantamiento de pesas pesadas con pocas repeticiones. Este método se centra en reclutar y fortalecer las fibras musculares de contracción rápida, las cuales son responsables de generar fuerza explosiva. Para aquellos deportistas que buscan desarrollar una mayor potencia y fuerza máxima, este enfoque es especialmente efectivo.

Otro método de entrenamiento con pesas es el entrenamiento de hipertrofia. Este enfoque se basa en levantar pesos moderados a pesados con un mayor número de repeticiones. El objetivo principal es estimular la hipertrofia muscular, es decir, el crecimiento y aumento del tamaño de las fibras musculares. El entrenamiento de hipertrofia es muy popular entre los deportistas que buscan desarrollar una apariencia más musculosa y mejorar su resistencia muscular.

Además del entrenamiento de fuerza y de hipertrofia, existe el entrenamiento de resistencia muscular. Este método se enfoca en el uso de cargas más ligeras y repeticiones altas para aumentar la resistencia muscular y la capacidad de mantener el esfuerzo durante un período prolongado. Es particularmente importante para deportistas de resistencia, como corredores de larga distancia o ciclistas, que requieren una mayor capacidad aeróbica y muscular para rendir al máximo durante actividades prolongadas.

Ahora que hemos explorado los principales métodos de entrenamiento con pesas, es hora de aprender cómo diseñar programas efectivos para el aumento de masa muscular. Un programa bien estructurado debe incluir una combinación de estos diferentes métodos, adaptado a las necesidades y objetivos individuales. Es importante recordar que cada persona es única y puede responder de manera distinta al entrenamiento, por lo que la planificación debe ser personalizada.

Al diseñar un programa de entrenamiento, es crucial tener en cuenta factores como la frecuencia, la intensidad y el volumen. Además, es importante variar los ejercicios y los patrones de movimiento para asegurarse de trabajar todos los grupos musculares de manera equilibrada. La progresión gradual también es fundamental para evitar lesiones y permitir que el cuerpo se adapte de manera segura a las demandas del entrenamiento.

En resumen, el entrenamiento con pesas es una herramienta poderosa para el aumento de masa muscular y el mejoramiento del rendimiento deportivo. A través de diferentes métodos como el entrenamiento de fuerza, de hipertrofia y de resistencia muscular, cada deportista puede diseñar un programa efectivo y personalizado. En la segunda mitad de este capítulo, exploraremos aún más estrategias y consejos clave para maximizar los beneficios del entrenamiento con pesas y alcanzar el crecimiento muscular deseado. ¡Continúa leyendo para descubrir más! A medida que continuamos explorando el entrenamiento con pesas y su importancia en el aumento de masa muscular, es crucial destacar la importancia de la nutrición adecuada. Sin una alimentación adecuada, es improbable alcanzar los resultados deseados en el desarrollo muscular.

La nutrición desempeña un papel fundamental en el proceso de construcción muscular. Es necesario consumir suficientes calorías para proporcionar al cuerpo la energía necesaria para llevar a cabo los entrenamientos intensos. Además, es importante asegurar un consumo adecuado de proteínas, que son los bloques de construcción de los tejidos musculares.

Una dieta equilibrada y rica en proteínas de alta calidad, como carnes magras, huevos, productos lácteos, legumbres y tofu, así como también una variedad de frutas, verduras y granos enteros, es esencial para apoyar el crecimiento muscular y la recuperación después del ejercicio. Además, es importante asegurarse de mantenerse hidratado adecuadamente para maximizar los resultados del entrenamiento.

Además de una nutrición adecuada, el descanso y la recuperación son aspectos esenciales del proceso de construcción muscular. Durante el descanso, los músculos se reparan y se fortalecen después de un entrenamiento intenso. Es durante este período de descanso que los músculos realmente crecen. Por lo tanto, es importante permitir al cuerpo el tiempo suficiente para recuperarse entre las sesiones de entrenamiento.

El sueño también desempeña un papel crucial en el proceso de construcción muscular. Durante el sueño, se liberan hormonas responsables del crecimiento muscular, como la hormona del crecimiento y la testosterona. Por lo tanto, asegurarse de obtener suficiente sueño de calidad es esencial para optimizar los resultados del entrenamiento con pesas.

Además de la nutrición y el descanso, es importante tener en cuenta la técnica adecuada al realizar los ejercicios de pesas. Una técnica de levantamiento adecuada no solo maximiza los beneficios del entrenamiento, sino que también ayuda a prevenir lesiones. Es recomendable buscar el asesoramiento de un entrenador o profesional para asegurarse de que se esté llevando a cabo una técnica correcta.

Asimismo, la progresión gradual es clave en el entrenamiento con pesas. A medida que el cuerpo se adapta a las demandas del entrenamiento, es necesario aumentar gradualmente la intensidad o el volumen de los ejercicios para continuar desafiando los músculos y promoviendo el crecimiento. Es importante tener paciencia y ser consistente en el entrenamiento para obtener los resultados deseados a largo plazo.

En resumen, el entrenamiento con pesas es una herramienta poderosa para el aumento de masa muscular. Sin embargo, es importante tener en cuenta que no se lograrán resultados significativos de la noche a la mañana. La construcción muscular es un proceso que requiere tiempo, esfuerzo y dedicación. Al combinar un programa de entrenamiento adecuado, una nutrición equilibrada, el descanso adecuado y la atención a la técnica correcta, los deportistas pueden maximizar los resultados y alcanzar sus objetivos de construcción muscular.

En la segunda mitad de este capítulo, hemos explorado la importancia de la nutrición adecuada, el descanso y la recuperación, así como también la técnica y la progresión gradual en el entrenamiento con pesas. Estos son aspectos fundamentales a considerar para lograr los mejores resultados en el aumento de masa muscular. ¡Esperamos que esta información haya sido útil para los deportistas interesados en maximizar su rendimiento y lograr sus objetivos de crecimiento muscular!

Capítulo 4: Suplementos Nutricionales

Descubre la verdad detrás de los suplementos nutricionales más populares en el mercado y su verdadero impacto en el aumento de masa muscular.

En la búsqueda de lograr un aumento de masa muscular, muchos deportistas recurren a los suplementos nutricionales como una manera de potenciar sus resultados. Sin embargo, es importante entender que estos productos no son una solución mágica y su efectividad varía dependiendo de múltiples factores.

Uno de los suplementos más conocidos en el mundo del fitness es la proteína en polvo. Existen diferentes tipos de proteínas en el mercado, como la proteína whey, a base de suero de leche, la caseína, que se digiere más lentamente, y la proteína vegetal, ideal para aquellos que siguen una dieta vegana o vegetariana. Estas proteínas son una forma fácil y conveniente de aumentar la ingesta de proteínas, fundamentales para el crecimiento muscular. Sin embargo, es importante destacar que la fuente principal de proteínas debe ser siempre la alimentación balanceada y no depender únicamente de suplementos.

Otro suplemento muy utilizado es la creatina. La creatina es un compuesto que se encuentra de forma natural en el cuerpo y que desempeña un papel importante en la producción de energía durante el ejercicio de alta intensidad. Al tomar suplementos de creatina, se busca aumentar los niveles disponibles en el organismo, lo que podría resultar en una mejora del rendimiento deportivo y un aumento de la masa muscular. Sin embargo, los estudios demuestran que la respuesta a la creatina varía entre individuos, y algunos pueden experimentar beneficios significativos mientras que otros no. Además, es fundamental recordar que la creatina no sustituye la importancia de una nutrición adecuada y un entrenamiento consistente.

Además de la proteína y la creatina, existen una gran cantidad de suplementos en el mercado que prometen resultados asombrosos en términos de aumento de masa muscular. Desde los preentrenamientos con estimulantes hasta los suplementos de aminoácidos ramificados (BCAAs) y los quemadores de grasa, la lista es interminable. Sin embargo, la mayoría de estos suplementos carece de evidencia científica sólida que respalde sus afirmaciones y, en muchos casos, su efectividad es cuestionable.

Es importante recordar que ningún suplemento nutricional puede compensar una dieta deficiente o la falta de un programa de entrenamiento adecuado. Lo que realmente marca la diferencia en el aumento de masa muscular es una alimentación equilibrada, rica en proteínas, carbohidratos y grasas saludables, combinada con un programa de entrenamiento adecuado y descanso suficiente.

En resumen, los suplementos nutricionales pueden ser utilizados como una herramienta adicional para complementar una alimentación y un entrenamiento adecuados, pero no son la clave para el aumento de masa muscular. La suplementación debe ser individualizada y utilizada bajo la supervisión de un profesional de la salud o un nutricionista deportivo, teniendo en cuenta las necesidades y objetivos de cada deportista.

El mercado de suplementos es cada vez más amplio y atractivo, pero es importante tener en cuenta que la publicidad y el marketing pueden exagerar los resultados y crear falsas expectativas. La educación y la información objetiva son fundamentales para tomar decisiones informadas sobre qué suplementos utilizar y cómo incorporarlos dentro de una estrategia global de alimentación y entrenamiento.

Conociendo la realidad detrás de los suplementos nutricionales más populares, estás mejor preparado para tomar decisiones informadas sobre qué productos incorporar en tu rutina. En la segunda mitad de este capítulo, descubriremos otros aspectos importantes a considerar al elegir y usar suplementos nutricionales. Estarás sorprendido por la información que te espera, pero por ahora, reflexiona sobre cómo puedes optimizar tu dieta y entrenamiento sin depender exclusivamente de los suplementos. ¡La respuesta puede estar en tus elecciones cotidianas! A lo largo de este capítulo, hemos analizado algunos de los suplementos nutricionales más populares en el mercado y hemos descubierto que su eficacia varía dependiendo de múltiples factores. Ahora, en la segunda mitad de este capítulo, exploraremos otros aspectos importantes a considerar al elegir y usar suplementos nutricionales para el aumento de masa muscular.

Uno de los factores más importantes a tener en cuenta al utilizar suplementos es la calidad del producto. En el mercado existen numerosas marcas y variedades de suplementos, por lo que es fundamental investigar y elegir productos de calidad y confiables. Buscar suplementos certificados por organismos reguladores y marcas reconocidas puede ayudar a garantizar que estás consumiendo un producto seguro y efectivo.

Además, es importante leer y comprender las etiquetas de los suplementos. Las etiquetas proporcionan información crucial sobre los ingredientes, la dosis recomendada y posibles efectos secundarios. Antes de comenzar a utilizar cualquier suplemento, es esencial leer detenidamente la etiqueta y asegurarse de que estás siguiendo las indicaciones adecuadas.

Otro aspecto a considerar es la combinación de suplementos. Algunos deportistas pueden verse tentados a consumir varios suplementos a la vez, pensando que esto aumentará aún más su crecimiento muscular. Sin embargo, es importante recordar que la suplementación debe ser individualizada y cuidadosamente planificada. Combinar demasiados suplementos puede ser contraproducente e incluso perjudicial para tu salud. Es recomendable consultar a un profesional de la salud o un nutricionista deportivo para obtener asesoramiento personalizado sobre qué suplementos combinar y en qué dosis.

Además, es vital mantener una comunicación abierta con tu equipo de atención médica y compartir información sobre los suplementos que estás tomando. Algunos suplementos pueden interactuar con medicamentos que estés tomando o tener efectos adversos en tu salud. Por lo tanto, es esencial informar a tu médico o nutricionista sobre cualquier suplemento que estés utilizando para asegurarte de que no haya riesgos o complicaciones.

Es importante mencionar que, aunque los suplementos nutricionales pueden ser útiles para complementar una alimentación y un entrenamiento adecuados, no deben reemplazar las fuentes naturales de nutrientes. Obtener la mayor parte de tus nutrientes de alimentos frescos y naturales es fundamental para una nutrición equilibrada y saludable. Los suplementos son simplemente eso, un complemento.

Además, los resultados de los suplementos pueden variar dependiendo de cada individuo. Algunas personas pueden experimentar beneficios significativos al tomar ciertos suplementos, mientras que otros pueden notar pocos o ningún cambio. La genética, el metabolismo, la alimentación general y el entrenamiento son solo algunos de los factores que pueden influir en la respuesta a los suplementos. Por lo tanto, es importante tener expectativas realistas y comprender que los suplementos no son una solución mágica ni garantizan resultados inmediatos.

En conclusión, los suplementos nutricionales pueden ser una herramienta valiosa para deportistas que buscan aumentar su masa muscular. Sin embargo, es fundamental tomar decisiones informadas al elegir y utilizar suplementos. Investigar la calidad de los productos, leer y entender las etiquetas, combinar los suplementos de manera apropiada, comunicarse con el equipo de atención médica y mantener expectativas realistas son aspectos clave a considerar.

Recuerda que la alimentación equilibrada, el entrenamiento adecuado y el descanso suficiente son los pilares fundamentales para el aumento de masa muscular. Los suplementos pueden ser útiles para complementar estos aspectos, pero no pueden reemplazarlos por completo. Tú tienes el poder de optimizar tus elecciones cotidianas y lograr tus objetivos de manera saludable y sostenible.

¡Espero que esta información te haya sido útil y te deseo mucho éxito en tu camino hacia un aumento de masa muscular!

Capítulo 5: Descanso y Recuperación

Comprende la importancia del descanso y la recuperación en el proceso de aumento de masa muscular, así como las mejores estrategias para optimizar estos aspectos.

El entrenamiento para aumentar la masa muscular requiere de un enfoque integral que no solo se centra en el esfuerzo físico, sino también en el descanso y la recuperación adecuada. Es común que muchos deportistas subestimen la importancia de estos aspectos y se centren únicamente en el entrenamiento intenso. Sin embargo, desconocer la relevancia del descanso puede llevar a resultados subóptimos e incluso al estancamiento en el progreso.

El descanso es una parte esencial del proceso de aumento de masa muscular, ya que es durante este periodo que el cuerpo se recupera y reconstruye el tejido muscular dañado durante el entrenamiento. Muchos factores influyen en la velocidad y calidad de la recuperación, y es importante comprender cómo optimizarlos para maximizar los resultados.

La primera estrategia para una recuperación eficiente es garantizar un sueño adecuado. Durante el sueño, el cuerpo libera hormonas de crecimiento que son vitales para la reparación y el crecimiento muscular. Además, el sueño adecuado promueve la recuperación mental y reduce el riesgo de lesiones. Se recomienda dormir entre 7 y 9 horas por noche, asegurando un entorno tranquilo y propicio para descansar profundamente.

Otro aspecto crucial es la nutrición adecuada para la recuperación muscular. Después del entrenamiento, el cuerpo necesita nutrientes esenciales para reparar y reconstruir los tejidos dañados. La ingesta de proteínas de alta calidad, como huevos, carne magra y productos lácteos, es esencial, ya que proporcionan los aminoácidos necesarios para la síntesis de proteínas. Además, los carbohidratos complejos, como los cereales integrales y las frutas, son fundamentales para reponer los depósitos de glucógeno y proporcionar energía para la recuperación.

Una tercera estrategia importante es la adecuada planificación de la intensidad y duración del entrenamiento. Es esencial evitar el sobre entrenamiento, ya que esto puede llevar a una mayor fatiga y dificultar la recuperación. Programar periodos de descanso activo o días de entrenamiento con baja intensidad ayudará al cuerpo a recuperarse y evitará el agotamiento físico y mental.

Además, incluir técnicas de recuperación activa, como masajes, estiramientos suaves y sesiones de fisioterapia, puede mejorar la circulación y reducir la rigidez muscular. Estas técnicas ayudan a acelerar la eliminación de sustancias de desecho y a mantener una buena salud muscular.

Finalmente, es importante escuchar al cuerpo y respetar las señales de fatiga y agotamiento. Siempre que sea necesario, permitirse días de descanso completos puede ser beneficioso para evitar el sobre entrenamiento y permitir una recuperación adecuada. Recuerda que el descanso no es señal de debilidad, sino de inteligencia en el proceso de aumentar la masa muscular.

En resumen, el descanso y la recuperación son pilares fundamentales para alcanzar el aumento de masa muscular de manera eficiente y segura. El sueño adecuado, la nutrición adecuada, la planificación del entrenamiento y la incorporación de técnicas de recuperación activa son estrategias que debes considerar para maximizar tus resultados. Recuerda que el proceso de aumento de masa muscular es un equilibrio entre el esfuerzo y la recuperación, así que no subestimes la importancia de esta última. En la segunda parte de este capítulo, exploraremos a fondo otras estrategias clave para optimizar el descanso y la recuperación en tu camino hacia el desarrollo muscular. ¡Sigue leyendo para descubrir más! Una vez que has comprendido la importancia del descanso y la recuperación en el proceso de aumento de masa muscular, es momento de explorar otras estrategias clave para optimizar estos aspectos y lograr resultados aún mejores.

Una de las estrategias más efectivas para facilitar la recuperación muscular es llevar a cabo estiramientos adecuados. El estiramiento regular ayuda a aliviar la tensión muscular y mejorar la flexibilidad, lo que a su vez reduce el riesgo de lesiones y promueve una mejor recuperación. Dedica al menos 10 minutos después de cada sesión de entrenamiento para estirar los músculos principales que has trabajado. Realiza estiramientos estáticos, manteniendo cada posición durante 20-30 segundos sin rebotar. No olvides enfocarte en todos los grupos musculares principales, incluyendo brazos, piernas, espalda, pecho y abdomen.

Otra estrategia importante es la incorporación de técnicas de recuperación activa, como la crioterapia o el uso de baños de hielo. Estas técnicas consisten en exponer el cuerpo a temperaturas muy bajas durante un corto período de tiempo, lo que ayuda a reducir la inflamación, aliviar el dolor muscular y acelerar la recuperación. Puedes sumergir las piernas en una bañera con agua fría y cubitos de hielo durante 10-15 minutos después de una sesión intensa de entrenamiento. Asegúrate de no excederte en el tiempo de exposición y evita el contacto directo de los cubitos de hielo con la piel para evitar quemaduras.

Además de las técnicas de recuperación activa, también es importante tener en cuenta la importancia de la relajación y el manejo del estrés. El estrés crónico puede afectar negativamente el proceso de recuperación muscular e incluso dificultar el aumento de masa muscular. Encuentra actividades que te ayuden a relajarte y reducir el estrés, como practicar yoga, meditar o realizar ejercicios de respiración profunda. Estas técnicas te permitirán desconectar de las preocupaciones diarias y enfocarte en tu bienestar físico y mental.

Asimismo, no debes pasar por alto la importancia de la hidratación adecuada para una óptima recuperación muscular. El agua es esencial para lleva a cabo todas las funciones del organismo y desempeña un papel crucial en la reparación y reconstrucción de los tejidos musculares. Asegúrate de beber agua suficiente a lo largo del día, especialmente antes, durante y después del entrenamiento. Además, si sudas en exceso durante tus sesiones de entrenamiento, considera consumir bebidas deportivas que te ayuden a reponer los electrolitos perdidos.

Por último, pero no menos importante, es fundamental escuchar a tu cuerpo y adaptar tu plan de entrenamiento según sus señales. Si experimentas un dolor prolongado o una falta de energía constante, puede ser señal de que estás sobreentrenando o no estás permitiendo una recuperación adecuada. En esos casos, es recomendable reducir la intensidad o duración del entrenamiento, aumentar los días de descanso o incluso consultar a un profesional de la salud para obtener orientación específica.

En conclusión, el descanso y la recuperación son elementos vitales en el proceso de aumento de masa muscular. Además de asegurar un sueño adecuado, una nutrición apropiada y una planificación inteligente del entrenamiento, es importante incorporar estiramientos adecuados, técnicas de recuperación activa, manejo del estrés, hidratación adecuada y escuchar las señales del cuerpo. Estas estrategias te ayudarán a optimizar tu descanso y recuperación, permitiéndote alcanzar tus objetivos de desarrollo muscular de manera eficiente y segura.

Espero que este capítulo haya proporcionado información valiosa para tu proceso de aumento de masa muscular. Recuerda que no hay una fórmula única y que cada persona es diferente, por lo que es importante adaptar estas estrategias a tus propias necesidades y escuchar siempre a tu cuerpo. ¡Sigue adelante con tu entrenamiento y no te pierdas el resto de los capítulos de este libro, donde encontrarás más consejos y revelaciones para lograr el desarrollo muscular que deseas!

Capítulo 6: Genética y Masa Muscular

Explora el papel de la genética en el desarrollo de la masa muscular y cómo utilizar este conocimiento para maximizar tus resultados.

La genética es un factor fundamental en el desarrollo de la masa muscular. Desde la antigüedad, los deportistas y entusiastas del fitness han buscado el secreto para conseguir la máxima ganancia muscular. Sin embargo, aunque existen variables individuales que determinan la capacidad para desarrollar masa muscular, es importante comprender que todos tenemos la capacidad de mejorar nuestra fuerza y rendimiento.

En primer lugar, es crucial entender que la genética puede influir en la cantidad de fibras musculares que una persona posee. Hay dos tipos de fibras musculares principales: las fibras de contracción rápida y las fibras de contracción lenta. Las personas con predominancia de fibras de contracción rápida tienden a ser naturalmente más fuertes, mientras que aquellos con un mayor número de fibras de contracción lenta tienen una mayor resistencia muscular.

Además, la genética también puede influir en la respuesta al entrenamiento. Algunas personas son más propensas a experimentar mayores ganancias musculares al realizar determinados ejercicios, mientras que otros pueden ver resultados más limitados. Esto se debe a las variaciones en los genes responsables de la síntesis de proteínas musculares y la producción de hormonas anabólicas.

Sin embargo, no debemos permitir que la genética se convierta en una excusa para no alcanzar nuestros objetivos. Aunque es cierto que algunos deportistas pueden tener una ventaja genética, la constancia, la disciplina y el entrenamiento adecuado siguen siendo fundamentales para lograr resultados significativos.

Una estrategia clave para maximizar los resultados en base a la genética es personalizar el entrenamiento. La evaluación genética puede brindarnos información valiosa sobre nuestras predisposiciones individuales y ayudarnos a adaptar el programa de entrenamiento de manera más efectiva. Por ejemplo, si descubrimos que tenemos una mayor cantidad de fibras de contracción rápida, podemos enfocarnos en ejercicios de alta intensidad y mayor carga para estimular el crecimiento muscular.

Además, la alimentación juega un papel fundamental en el desarrollo de la masa muscular y la genética también puede influir en nuestra respuesta a los nutrientes. Algunas personas tienen una mayor capacidad para utilizar eficientemente los nutrientes y aprovechar al máximo la ingesta de proteínas, lo que puede traducirse en mayores ganancias musculares. Por otro lado, aquellos con predisposición genética a la obesidad o dificultades para metabolizar ciertos nutrientes pueden requerir un enfoque dietético más personalizado.

Es importante destacar que la genética es solo uno de los muchos factores que influyen en el desarrollo de la masa muscular. El entrenamiento inteligente, la alimentación adecuada, el descanso y la recuperación son igualmente importantes para optimizar los resultados. Si bien no podemos cambiar nuestra genética, sí podemos utilizar este conocimiento para adaptar nuestro enfoque y maximizar nuestra capacidad de ganar masa muscular.

En conclusión...

¡El futuro de tu desarrollo muscular está en tus manos! Aunque la genética juega un papel importante en la respuesta individual al entrenamiento y la alimentación, no debemos permitir que sea un obstáculo en nuestro camino hacia la excelencia deportiva. Con el enfoque adecuado, la determinación y el esfuerzo constante, podemos superar cualquier limitación genética y alcanzar nuestros objetivos. En la segunda parte de este capítulo, exploraremos estrategias prácticas para aprovechar al máximo nuestros genes y optimizar los resultados. ¡Mantente atento!

En la segunda parte de este capítulo, exploraremos estrategias prácticas para aprovechar al máximo nuestros genes y optimizar los resultados.

Una de las estrategias más efectivas para utilizar nuestro conocimiento genético es personalizar el entrenamiento. Como mencionamos anteriormente, la evaluación genética puede proporcionarnos información valiosa sobre nuestras predisposiciones individuales. Por ejemplo, si descubrimos que tenemos una mayor cantidad de fibras de contracción rápida, podemos enfocarnos en ejercicios de alta intensidad y mayor carga para estimular el crecimiento muscular. Además, aquellos con una mayor cantidad de fibras de contracción lenta pueden beneficiarse de ejercicios de resistencia y entrenamientos de larga duración.

Otro aspecto importante a considerar es la alimentación. La genética también puede influir en nuestra respuesta a los nutrientes. Algunas personas tienen una mayor capacidad para utilizar eficientemente los nutrientes y aprovechar al máximo la ingesta de proteínas, lo que puede traducirse en mayores ganancias musculares. Por otro lado, aquellos con predisposición genética a la obesidad o dificultades para metabolizar ciertos nutrientes pueden requerir un enfoque dietético más personalizado. Un nutricionista especializado en genética puede ayudarte a diseñar un plan de alimentación adaptado a tus necesidades específicas.

Además del entrenamiento y la alimentación, el descanso y la recuperación también desempeñan un papel fundamental en el desarrollo de la masa muscular. La genética puede influir en nuestra capacidad de recuperación muscular y en la eficiencia con la que nuestro organismo se recupera después del ejercicio. Es importante escuchar al cuerpo y permitirle el tiempo necesario para descansar y recuperarse adecuadamente. Esto incluye tener un buen número de horas de sueño de calidad y planificar períodos de descanso entre los entrenamientos intensos.

La suplementación también puede ser una estrategia beneficiosa para aquellos que buscan maximizar su desarrollo muscular. La genética puede influir en nuestra respuesta a ciertos suplementos, por lo que es importante elegir aquellos que se ajusten a nuestras necesidades individuales. Consultar con un profesional de la salud o un nutricionista deportivo puede ayudarte a determinar qué suplementos son adecuados para ti y cómo utilizarlos de manera efectiva.

En resumen, si bien la genética juega un papel importante en el desarrollo de la masa muscular, no debemos permitir que sea un obstáculo para alcanzar nuestros objetivos. Aunque algunos deportistas puedan tener una ventaja genética, todos tenemos la capacidad de mejorar nuestra fuerza y rendimiento a través de la constancia, la disciplina y el entrenamiento adecuado. La evaluación genética y la personalización del entrenamiento y la alimentación pueden ser estrategias efectivas para optimizar nuestros resultados. Además, es esencial no descuidar el descanso y la recuperación, así como considerar la suplementación adecuada. Recuerda, ¡el futuro de tu desarrollo muscular está en tus manos!

¡Espero que hayas encontrado este capítulo informativo y útil para comprender el papel de la genética en el desarrollo de la masa muscular! En el siguiente capítulo, exploraremos la importancia de la mentalidad y la motivación en el logro de nuestros objetivos de desarrollo muscular. ¡No te lo pierdas!

Capítulo 7: Entrenamiento Funcional

Descubre cómo el entrenamiento funcional puede ser una herramienta efectiva para el aumento de masa muscular en los deportistas.

En el mundo del deporte y la actividad física, el entrenamiento funcional se ha convertido en una tendencia cada vez más popular. Aunque tradicionalmente se ha asociado más con el ámbito de la rehabilitación y la prevención de lesiones, en los últimos años ha demostrado ser también una herramienta eficaz para el aumento de masa muscular en los deportistas.

El entrenamiento funcional se basa en movimientos que tienen un propósito y una transferencia directa hacia las actividades de la vida diaria o las demandas específicas de un deporte en particular. A diferencia de los métodos de entrenamiento convencionales, que a menudo se centran en músculos o grupos musculares aislados, el entrenamiento funcional se enfoca en el movimiento global y la integración de diferentes grupos musculares.

Una de las razones por las cuales el entrenamiento funcional puede ser efectivo para el aumento de masa muscular es porque combina el trabajo de fuerza con el de estabilidad y coordinación. Al realizar ejercicios que involucran múltiples grupos musculares al mismo tiempo, se logra un mayor reclutamiento de fibras musculares, lo que potencia el desarrollo y crecimiento muscular.

Además, el entrenamiento funcional se caracteriza por la utilización de materiales y máquinas poco convencionales, como bandas elásticas, balones medicinales, kettlebells y suspensiones TRX. Estos implementos obligan al deportista a trabajar de manera más dinámica y exigente, lo que estimula el sistema neuromuscular y desafía al organismo a adaptarse de manera más eficiente.

Otra ventaja del entrenamiento funcional es su capacidad para mejorar la estabilidad y el equilibrio, aspectos fundamentales en el rendimiento deportivo y en la prevención de lesiones. A través de ejercicios que ponen a prueba la estabilidad de la columna, las articulaciones y la musculatura profunda, se fortalece el core, lo cual a su vez proporciona una base sólida para el aumento de masa muscular.

Además, el entrenamiento funcional se adapta fácilmente a las necesidades y objetivos individuales de cada deportista. Al ser altamente personalizable, se puede diseñar un programa de entrenamiento que se ajuste a las demandas de un deporte en particular, así como a las características y limitaciones de cada individuo. Esto permite abordar las necesidades específicas de cada deportista y maximizar los resultados en términos de aumento de masa muscular.

Es importante destacar que el entrenamiento funcional no busca reemplazar a los métodos de entrenamiento convencionales, sino complementarlos. La combinación de diferentes enfoques y métodos puede ser la clave para optimizar el desarrollo muscular y alcanzar un rendimiento deportivo óptimo.

En resumen, el entrenamiento funcional se presenta como una herramienta efectiva para el aumento de masa muscular en los deportistas. Su enfoque en movimientos globales, la utilización de implementos poco convencionales, la mejora de la estabilidad y el equilibrio, así como su adaptabilidad a las necesidades individuales, lo convierten en una opción atractiva y viable para aquellos que buscan potenciar su musculatura. En la segunda parte de este capítulo, exploraremos ejemplos específicos de ejercicios funcionales y cómo integrarlos en un programa de entrenamiento para maximizar los resultados en términos de aumento de masa muscular. Mantente atento, ¡lo mejor está por venir! Una vez comprendida la base del entrenamiento funcional y cómo puede contribuir al aumento de masa muscular, es hora de explorar ejemplos específicos de ejercicios funcionales y cómo se pueden integrar en un programa de entrenamiento para maximizar los resultados.

Uno de los ejercicios funcionales más populares y efectivos para el aumento de masa muscular es el levantamiento de pesas. Aunque a menudo se asocia más con el entrenamiento de fuerza convencional, el levantamiento de pesas puede adaptarse al enfoque funcional al utilizar movimientos compuestos que involucran múltiples grupos musculares. Al combinar ejercicios como sentadillas, press de banca y peso muerto, se logra un mayor reclutamiento de fibras musculares y se estimula el crecimiento muscular de forma integral.

Además del levantamiento de pesas, existen otros ejercicios funcionales que pueden ser altamente efectivos para el aumento de masa muscular. Los ejercicios con bandas elásticas son una excelente opción, ya que proporcionan una resistencia variable que se adapta a las capacidades y necesidades de cada individuo. El trabajo con bandas elásticas puede enfocarse en diferentes grupos musculares, como los glúteos, los hombros y los bíceps, permitiendo un mayor desarrollo y tonificación muscular.

Otro ejemplo de ejercicio funcional que promueve el aumento de masa muscular es el uso de balones medicinales. Estos implementos permiten realizar lanzamientos, golpeos y ejercicios de estabilidad que fortalecen los músculos centrales y de la parte superior del cuerpo. Al realizar movimientos explosivos con balones medicinales, se logra una activación muscular intensa y un crecimiento muscular significativo.

Por otro lado, el entrenamiento funcional también se enfoca en el fortalecimiento de la musculatura profunda y la estabilidad del núcleo corporal. Ejercicios como el plank, los mountain climbers y las planchas laterales son ideales para trabajar la musculatura abdominal y mejorar la estabilidad de la columna. Un núcleo fuerte proporciona una base sólida para el aumento de masa muscular y ayuda a prevenir lesiones.

En cuanto a la integración de estos ejercicios funcionales en un programa de entrenamiento, es importante tener en cuenta la progresión y la variedad. Al igual que en cualquier programa de fuerza, es necesario aumentar gradualmente la carga y la intensidad de los ejercicios para estimular constantemente el crecimiento y la adaptación muscular. Además, es recomendable variar los ejercicios y las rutinas regularmente para desafiar al cuerpo de diferentes formas y evitar el estancamiento.

Un ejemplo de programa de entrenamiento funcional para el aumento de masa muscular podría ser el siguiente:

Día 1:

- Levantamiento de pesas: Sentadillas 3 series de 8 repeticiones, Press de banca 3 series de 8 repeticiones, Peso muerto 3 series de 8 repeticiones.

- Ejercicios con bandas elásticas: Curl de bíceps con banda elástica 3 series de 12 repeticiones, Patada de glúteo con banda elástica 3 series de 12 repeticiones, Remo con banda elástica 3 series de 12 repeticiones.

Día 2:

- Ejercicios con balón medicinal: Lanzamientos con balón medicinal 3 series de 10 repeticiones, Golpeos con balón medicinal 3 series de 10 repeticiones, Plancha lateral con balón medicinal 3 series de 30 segundos por cada lado.

- Ejercicios de estabilidad y core: Plank 3 series de 30 segundos, Mountain climbers 3 series de 15 repeticiones, Plancha lateral 3 series de 30 segundos por cada lado.

Es importante destacar que este programa de entrenamiento es solo un ejemplo y debe ajustarse a las necesidades y objetivos individuales de cada deportista. Un entrenador profesional puede ayudar a diseñar un programa personalizado que se adapte a cada persona y maximice los resultados en términos de aumento de masa muscular.

En conclusión, el entrenamiento funcional es una herramienta altamente efectiva para el aumento de masa muscular en los deportistas. Su enfoque en movimientos globales, la integración de diferentes grupos musculares, la utilización de implementos poco convencionales y la mejora de la estabilidad y el equilibrio lo convierten en una opción atractiva y viable para potenciar la musculatura. Al combinar diferentes ejercicios funcionales y ajustar el programa a las necesidades individuales, se puede lograr un mayor desarrollo y crecimiento muscular. ¡No te pierdas el próximo capítulo donde profundizaremos en la importancia de la nutrición en el aumento de masa muscular!

Capítulo 8: Mitos Sobre el Cardio

Revela la verdad detrás de los mitos más comunes relacionados con el entrenamiento cardiovascular y su impacto en el aumento de masa muscular.

El entrenamiento cardiovascular, también conocido como cardio, ha sido objeto de numerosos mitos y creencias en el mundo del fitness y el culturismo. Muchos deportistas se preguntan si el cardio es verdaderamente beneficioso para el aumento de masa muscular, o si más bien puede ser contraproducente. En este capítulo, desmontaremos esos mitos y descubriremos la verdadera relación entre el cardio y el desarrollo muscular.

Mito #1: El cardio quema músculo

Uno de los mitos más comunes es que el cardio puede llevar a la pérdida de masa muscular. Algunos deportistas creen que el cardio agota los depósitos de energía, incluyendo el glucógeno muscular, lo que lleva a la descomposición de las proteínas musculares para obtener energía. Sin embargo, la verdad es que el cardio no necesariamente resulta en la quema de masa muscular.

La clave para evitar la pérdida de músculo durante el cardio es mantener un equilibrio entre la intensidad y la duración del ejercicio. Realizar sesiones de baja a moderada intensidad durante períodos de tiempo razonables no es perjudicial para el crecimiento muscular. Además, combinar el entrenamiento cardiovascular con una adecuada ingesta de proteínas y una alimentación balanceada ayudará a prevenir la pérdida de masa muscular.

Mito #2: El cardio inhibe el crecimiento muscular

Otro mito común es que el cardio puede interferir con el crecimiento muscular. Algunos deportistas creen que al realizar ejercicio cardiovascular, se envía una señal al cuerpo de que debe priorizar la resistencia y reducir la masa muscular. Sin embargo, esto es solo parcialmente cierto.

El cardio puede desencadenar adaptaciones metabólicas en el cuerpo, pero esto no necesariamente afecta negativamente al crecimiento muscular. De hecho, el entrenamiento cardiovascular puede mejorar la capacidad del organismo para transportar nutrientes y oxígeno a los músculos, lo cual es beneficioso para su desarrollo. Es importante recordar que el crecimiento muscular se promueve a través de una combinación adecuada de entrenamiento de fuerza y entrenamiento cardiovascular, no exclusivamente a través de uno de ellos.

Mito #3: El cardio es innecesario para el aumento de masa muscular

Algunos deportistas argumentan que el cardio no es necesario para aumentar la masa muscular y que solo es importante realizar entrenamiento de fuerza. Sin embargo, esto también es un mito.

El cardio no solo promueve la salud cardiovascular, sino que también puede ser beneficioso para el aumento de masa muscular. Al mejorar la capacidad cardiovascular, el organismo será capaz de soportar entrenamientos más intensos y prolongados, lo cual se traduce en un mayor estímulo para el crecimiento muscular. Además, el cardio puede ayudar a quemar grasa y mejorar la definición muscular, lo que contribuye a una apariencia más estética.

En resumen, el entrenamiento cardiovascular no es perjudicial para el aumento de masa muscular. De hecho, puede ser un complemento importante para alcanzar nuestros objetivos deportivos y estéticos. La clave está en encontrar un equilibrio adecuado entre el cardio y el entrenamiento de fuerza, así como mantener una alimentación balanceada y una ingesta adecuada de proteínas. Ahora que hemos desmitificado algunas ideas erróneas sobre el cardio, es hora de sumergirnos en la segunda parte de este capítulo, donde exploraremos estrategias efectivas para combinar el cardio y el entrenamiento de fuerza. ¿Estás listo para descubrir las mejores prácticas que te ayudarán a maximizar tus resultados? Prepárate, porque lo mejor está por venir.

Mito #4: El cardio solo se puede hacer en una máquina de cardio

Uno de los mitos más extendidos es que el cardio solo se puede realizar en una máquina específica, como una cinta de correr, una elíptica o una bicicleta estática. Sin embargo, esto no es del todo cierto. Si bien estas máquinas son útiles y populares para realizar ejercicio cardiovascular, no son la única opción.

Existen numerosas actividades y deportes que pueden brindar excelentes beneficios cardiovasculares. Por ejemplo, correr al aire libre, nadar, practicar deportes de equipo como el fútbol o el baloncesto, o incluso bailar, son todas actividades que pueden hacer que tu corazón bombee y mejoren tu capacidad cardiovascular.

La clave es encontrar una actividad que te guste y te mantenga motivado para seguir haciéndola de forma regular. El cardio no tiene que ser aburrido ni monótono, ¡puede ser divertido y desafiante!

Mito #5: El cardio solo se debe hacer en largas sesiones de tiempo

Otro mito común es que el cardio solo es efectivo si lo realizas durante largas sesiones de tiempo. Algunos deportistas creen que deben pasar horas en una máquina de cardio para obtener resultados. Sin embargo, esto no es necesario.

La eficacia del cardio no se mide por la duración de la sesión, sino por la intensidad. Realizar intervalos de alta intensidad durante períodos más cortos de tiempo puede ser igual de beneficioso, e incluso más efectivo, que hacer cardio durante horas.

El entrenamiento de intervalos de alta intensidad, conocido como HIIT, puede proporcionar grandes mejoras en la capacidad cardiovascular y ayudar al desarrollo muscular. Este tipo de entrenamiento consiste en alternar rápidamente intervalos de alta intensidad con períodos de descanso activo o de baja intensidad.

Mito #6: El cardio no se puede combinar con el entrenamiento de fuerza

Muchos deportistas creen erróneamente que el cardio y el entrenamiento de fuerza son actividades excluyentes y contradictorias. Sin embargo, esto no es cierto. De hecho, combinar el cardio con el entrenamiento de fuerza puede tener beneficios significativos para el aumento de masa muscular.

Realizar cardio antes de entrenar con pesas puede servir como un calentamiento efectivo, aumentando la temperatura corporal, preparando los músculos y mejorando el flujo sanguíneo hacia los tejidos musculares.

Por otro lado, realizar cardio después del entrenamiento de fuerza puede ayudar a acelerar la recuperación, promover la eliminación de lactato y reducir la presencia de ácido láctico en los músculos, lo cual contribuye a una mejor recuperación y menos agujetas.

En conclusión, el cardio no es solo para aquellos que quieren perder peso o mejorar la salud cardiovascular, también puede ser una herramienta efectiva para el aumento de masa muscular. Al desmitificar estos mitos y comprender la importancia de encontrar un equilibrio entre el cardio y el entrenamiento de fuerza, los deportistas podrán maximizar sus resultados y alcanzar sus objetivos deportivos y estéticos de manera más eficiente.

Recuerda que el entrenamiento cardiovascular no tiene por qué ser aburrido o restrictivo, ¡puedes elegir una actividad que te apasione y disfrutar de sus beneficios para mejorar tu rendimiento atlético y tu salud en general! Así que, ¡no pierdas más tiempo y comienza a incorporar el cardio en tu rutina de entrenamiento hoy mismo!

Capítulo 9: Factores Hormonales

Analiza la influencia de los factores hormonales en el desarrollo y la construcción de la masa muscular, y cómo manejarlos correctamente.

La construcción de masa muscular es un objetivo fundamental para muchos deportistas. Para lograr este objetivo, es importante entender los diferentes factores que influyen en el desarrollo y crecimiento muscular. Uno de esos factores clave son las hormonas.

Las hormonas juegan un papel crucial en el proceso de aumento de masa muscular. Algunas hormonas, como la testosterona, el factor de crecimiento similar a la insulina (IGF-1) y la hormona del crecimiento (GH), son conocidas por su capacidad para promover el crecimiento muscular. Estas hormonas anabólicas estimulan la síntesis de proteínas y aumentan la producción de nuevas células musculares.

La testosterona, una hormona esteroide, es especialmente importante para la construcción de masa muscular en los hombres. Es la principal hormona responsable de la diferenciación sexual masculina y desempeña un papel crucial en el desarrollo y mantenimiento de la masa muscular. La testosterona promueve la síntesis de proteínas musculares y mejora la recuperación y regeneración muscular después del ejercicio.

Por otro lado, el IGF-1 y la GH son hormonas que se liberan en mayor cantidad durante la etapa de sueño profundo y en respuesta al ejercicio intenso. Estas hormonas estimulan el crecimiento muscular al aumentar la captación de aminoácidos y la síntesis de proteínas en las células musculares. Además, ayudan a mantener la integridad del tejido muscular y a acelerar el proceso de reparación de las fibras musculares dañadas durante el entrenamiento.

Sin embargo, no todas las hormonas están relacionadas con el crecimiento muscular. Algunas hormonas, como el cortisol, pueden tener efectos catabólicos, es decir, promueven la descomposición y la pérdida de masa muscular. El cortisol es liberado por el cuerpo en respuesta al estrés y al ejercicio intenso y prolongado. Altos niveles de cortisol pueden interferir con la síntesis de proteínas musculares y favorecer la degradación de los tejidos musculares, obstaculizando así el crecimiento muscular.

Para maximizar el impacto de los factores hormonales en el desarrollo de la masa muscular, es importante llevar a cabo ciertas estrategias. Una de las claves es seguir una adecuada rutina de entrenamiento de resistencia, ya que el ejercicio de fuerza estimula la liberación de hormonas anabólicas como la testosterona, el IGF-1 y la GH. Además, es fundamental mantener una alimentación equilibrada y rica en nutrientes esenciales para el crecimiento muscular.

El descanso y la recuperación también son fundamentales para optimizar los factores hormonales relacionados con el crecimiento muscular. Durante el sueño profundo, se produce la mayor liberación de hormonas anabólicas y se promueve la regeneración y reparación de los tejidos musculares. Por lo tanto, es esencial priorizar un adecuado descanso nocturno y permitir que el cuerpo se recupere adecuadamente entre sesiones de entrenamiento.

En conclusión, los factores hormonales desempeñan un papel central en el desarrollo y construcción de la masa muscular. Hormonas como la testosterona, el IGF-1 y la GH son fundamentales para estimular la síntesis de proteínas musculares y el crecimiento de nuevas células musculares. Sin embargo, también es importante tener en cuenta que hormonas como el cortisol pueden tener efectos catabólicos y obstaculizar el crecimiento muscular. Para manejar adecuadamente estos factores hormonales, es esencial seguir una rutina de entrenamiento adecuada, llevar una dieta equilibrada y permitir un descanso adecuado. En la segunda mitad de este capítulo, profundizaremos en estrategias específicas para optimizar los factores hormonales en la construcción de masa muscular. ¡No te lo pierdas! En la segunda mitad de este capítulo, nos adentraremos en estrategias específicas para optimizar los factores hormonales en la construcción de masa muscular. Estas estrategias te ayudarán a sacar el máximo provecho de las hormonas anabólicas y minimizar los efectos catabólicos, permitiéndote alcanzar tus objetivos de desarrollo muscular de manera más eficiente.

Una de las claves para optimizar los factores hormonales es seguir una adecuada rutina de entrenamiento de resistencia. El ejercicio de fuerza y la carga progresiva estimulan la liberación de hormonas anabólicas como la testosterona, el IGF-1 y la GH. Por lo tanto, es importante incluir ejercicios de levantamiento de pesas, entrenamiento con pesas y otras actividades anaeróbicas en tu programa de entrenamiento. Además, variar los ejercicios, repeticiones y series también puede maximizar la respuesta hormonal, evitando la adaptación y promoviendo el crecimiento continuo de la masa muscular.

Además del entrenamiento de resistencia, llevar una alimentación equilibrada y rica en nutrientes esenciales para el crecimiento muscular es fundamental. Asegúrate de consumir suficiente proteína, ya que las proteínas son los bloques de construcción de los músculos. Incorpora fuentes de proteína magra como pollo, pavo, pescado, huevos, lácteos bajos en grasa, legumbres y proteínas vegetales en tu dieta diaria. También es importante consumir carbohidratos complejos y grasas saludables para proporcionar energía y nutrientes esenciales para el desarrollo muscular.

El descanso y la recuperación adecuados también desempeñan un papel fundamental en la optimización de los factores hormonales relacionados con el crecimiento muscular. Durante el sueño profundo, se produce la mayor liberación de hormonas anabólicas, como la GH y el IGF-1, y se promueve la regeneración y reparación de los tejidos musculares. Por lo tanto, es esencial priorizar un adecuado descanso nocturno y permitir que el cuerpo se recupere adecuadamente entre sesiones de entrenamiento. Recuerda que el sobre entrenamiento puede elevar los niveles de cortisol y afectar negativamente el crecimiento muscular, así que evita entrenar en exceso y dale a tu cuerpo el tiempo necesario para recuperarse.

Además de las estrategias mencionadas, existen otros factores que pueden influir en la optimización de los factores hormonales en la construcción de masa muscular. El control del estrés es importante, ya que altos niveles de estrés pueden aumentar la producción de cortisol y tener efectos catabólicos en los músculos. Prácticas como la meditación, el yoga o el tiempo de relajación pueden ayudarte a reducir el estrés y a mantener un equilibrio hormonal adecuado.

Asimismo, el uso de suplementos nutricionales puede ser una opción para aquellos deportistas que buscan maximizar los factores hormonales en la construcción de masa muscular. Sin embargo, es importante consultar con un profesional de la salud o un nutricionista deportivo antes de comenzar a tomar cualquier tipo de suplemento, ya que cada persona tiene necesidades y requerimientos específicos. Los suplementos como la creatina, los BCAA (aminoácidos de cadena ramificada) y los precursores de la testosterona pueden ser útiles en ciertos casos, pero siempre deben ser utilizados de forma responsable y bajo supervisión.

En conclusión, optimizar los factores hormonales en la construcción de masa muscular es fundamental para alcanzar tus objetivos deportivos. Una adecuada rutina de entrenamiento de resistencia, una alimentación equilibrada, el descanso y la recuperación adecuados, el control del estrés y, en algunos casos, el uso de suplementos nutricionales pueden ser estrategias efectivas para maximizar los factores hormonales anabólicos y minimizar los efectos catabólicos. Recuerda que cada persona es única y puede requerir enfoques específicos, por lo que es importante contar con la orientación de profesionales de la salud para desarrollar un plan personalizado que se ajuste a tus necesidades y metas. ¡No te pierdas estas estrategias y logra tus objetivos de construcción de masa muscular de manera eficiente y saludable!

Capítulo 10: Sobre entrenamiento

Identifica los signos y síntomas del sobre entrenamiento y aprende a evitar este obstáculo para lograr un aumento de masa muscular efectivo.

El entrenamiento físico es esencial para alcanzar nuestros objetivos en el mundo del deporte. Ya sea que estemos buscando mejorar nuestra fuerza, resistencia o aumentar nuestra masa muscular, es importante seguir un programa de entrenamiento adecuado y balanceado. Sin embargo, existe un obstáculo común que puede frustrar nuestros esfuerzos: el sobre entrenamiento.

El sobre entrenamiento ocurre cuando ejercitamos nuestros músculos más allá de su capacidad de recuperación. Es importante entender que el músculo no crece durante el entrenamiento en sí, sino durante el período de recuperación posterior. Cuando no le damos a nuestro cuerpo tiempo suficiente para recuperarse, podemos experimentar una serie de síntomas negativos que indican que estamos sobre entrenados.

Una de las señales más evidentes del sobre entrenamiento es la fatiga constante. Si te sientes agotado incluso después de un buen descanso, es posible que estés ejercitando tu cuerpo más allá de sus límites. Además, puedes experimentar una disminución en tu rendimiento físico, lo que significa que no progresas en tus entrenamientos como solías hacerlo.

Además de la fatiga y la disminución del rendimiento, otros síntomas comunes del sobre entrenamiento incluyen dolores musculares persistentes, lesiones frecuentes, cambios repentinos en el apetito y dificultad para conciliar el sueño. Estos signos podrían ser una señal de advertencia de que estás sometiendo a tu cuerpo a un estrés excesivo y que necesitas tomar medidas para evitar el sobre entrenamiento.

Afortunadamente, existen varias estrategias que puedes implementar para prevenir el sobre entrenamiento y maximizar tus resultados. Primero que todo, es importante escuchar a tu cuerpo. Presta atención a las señales que te envía y si sientes que estás excediendo tus límites, tómate un tiempo para descansar y recuperarte. No tengas miedo de planificar períodos de descanso activo, donde te dediques a actividades de menor intensidad para permitir que tus músculos se recuperen adecuadamente.

Además, asegúrate de seguir una alimentación balanceada y adecuada para tus necesidades. Los nutrientes adecuados son fundamentales para la recuperación muscular y el crecimiento. Consulta a un profesional en nutrición deportiva para que te ayude a diseñar una dieta que se ajuste a tus objetivos y necesidades individuales.

Otro aspecto importante a considerar es variar tu programa de entrenamiento. Incorpora diversas modalidades de ejercicio, como el entrenamiento de fuerza, el entrenamiento cardiovascular y el entrenamiento de flexibilidad. No te enfoques únicamente en un solo tipo de ejercicio, ya que esto puede llevar al agotamiento muscular y al sobre entrenamiento.

En resumen, el sobre entrenamiento puede ser un obstáculo significativo en el camino hacia un aumento de masa muscular efectivo. Identificar los signos y síntomas tempranamente es clave para evitar problemas mayores. Recuerda prestar atención a tu cuerpo, permitir períodos de descanso adecuados, mantener una alimentación balanceada y variar tu programa de entrenamiento. Estas precauciones te ayudarán a evitar el sobre entrenamiento y a maximizar tus resultados.

Existen varios factores que pueden contribuir al sobre entrenamiento y es importante que los deportistas estén conscientes de ellos. Uno de los principales factores es la falta de descanso adecuado. No darle a tu cuerpo el tiempo suficiente para recuperarse después de una intensa sesión de entrenamiento puede llevar a un agotamiento físico y mental.

Asimismo, el entrenamiento excesivamente intenso sin darle tiempo a los músculos para recuperarse puede causar sobre entrenamiento. Es recomendable alternar los días de entrenamiento intenso con días de descanso o de entrenamiento de baja intensidad para permitir que los músculos se reparen y crezcan de manera adecuada.

Otro factor importante a considerar es el nivel de estrés en la vida diaria. El estrés crónico puede tener un impacto negativo en el entrenamiento y en los resultados. El estrés aumenta la producción de hormonas del estrés como el cortisol, lo cual puede interferir con el crecimiento muscular y con la recuperación. Asegurarse de equilibrar el entrenamiento con prácticas de manejo de estrés, como la meditación, el yoga o simplemente tomarse un tiempo para relajarse, puede ayudar a evitar el sobre entrenamiento.

Además, es fundamental mantener una alimentación adecuada para evitar el sobre entrenamiento. Los nutrientes adecuados juegan un papel crucial en la recuperación muscular y en la prevención de lesiones. Asegúrate de consumir suficiente proteína para alimentar tus músculos y de incorporar una variedad de alimentos ricos en vitaminas y minerales, que contribuyan a la salud general de tu cuerpo.

Por último, es importante recordar que el sobre entrenamiento no solo puede afectar a nivel físico, sino también a nivel mental. El agotamiento físico puede llevar a la falta de motivación, la irritabilidad y la disminución del interés en el entrenamiento. Es fundamental escuchar a tu cuerpo y darte permiso para descansar cuando lo necesites. No te sientas presionado a seguir entrenando incluso cuando estás agotado, ya que esto puede empeorar la situación y dificultar aún más el proceso de recuperación.

En conclusión, el sobre entrenamiento puede ser un obstáculo significativo para los deportistas que desean aumentar su masa muscular de manera efectiva. Sin embargo, siguiendo algunas estrategias simples, como darle a tu cuerpo el descanso adecuado, manejar el estrés, mantener una alimentación balanceada y escuchar a tu cuerpo, puedes evitar el sobre entrenamiento y maximizar tus resultados.

Recuerda que el aumento de masa muscular efectivo se logra a través de una combinación de entrenamiento físico adecuado, descanso y una alimentación equilibrada. No te apresures en el camino hacia tus metas y recuerda que cada cuerpo es diferente. Escucha a tu cuerpo, adáptate a tus necesidades individuales y busca el asesoramiento de profesionales en el campo para asegurarte de estar obteniendo los mejores resultados posibles.

Con estas precauciones y cuidados, podrás evitar el sobre entrenamiento y alcanzar tus objetivos de aumento de masa muscular de manera más efectiva y segura. Sigue persiguiendo tus metas, pero recuerda siempre poner la salud y el bienestar en primer lugar. ¡Mucho éxito en tu camino hacia un cuerpo más fuerte y musculoso!

Capítulo 11: Periodización del Entrenamiento

Introduce el concepto de periodización del entrenamiento y cómo puede ser utilizado para optimizar el aumento de masa muscular en los deportistas.

La periodización del entrenamiento es una estrategia fundamental para lograr un óptimo desarrollo muscular en los deportistas. Consiste en dividir el programa de entrenamiento en bloques o fases, cada una con un objetivo específico, para maximizar los resultados y minimizar el riesgo de lesiones.

En primer lugar, comprendamos la importancia de la variación en el entrenamiento. Nuestros músculos tienen una capacidad de adaptación asombrosa, pero también tienen la tendencia de adaptarse a las rutinas repetitivas. Esto significa que, si seguimos haciendo exactamente la misma rutina de ejercicios durante mucho tiempo, nuestros músculos se estancarán en su desarrollo, limitando así el aumento de masa muscular que buscamos.

Aquí es donde entra en juego la periodización del entrenamiento. Al dividir el programa en diferentes fases, se pueden variar los ejercicios, las intensidades, las repeticiones y los tiempos de descanso. Esto estimula de manera constante al cuerpo y evita la adaptación, permitiendo una mayor ganancia de masa muscular.

Existen diferentes tipos de periodización que se pueden utilizar, y cada una tiene sus propias características y beneficios. Uno de los enfoques más comunes es la periodización lineal, que consiste en aumentar gradualmente la carga de entrenamiento a lo largo del tiempo.

Por ejemplo, en las primeras semanas se trabajarían principalmente con cargas ligeras y altas repeticiones para desarrollar una base sólida. A medida que avanzamos en el programa, se incrementaría progresivamente la carga y se reducirían las repeticiones, permitiendo un mayor estímulo para el crecimiento muscular.

Otro enfoque es la periodización ondulante, que combina diferentes intensidades y volúmenes de entrenamiento en un período de tiempo más corto. Esto proporciona una variedad constante y evita la adaptación. Por ejemplo, en una semana se podría realizar una sesión de entrenamiento con intensidad alta y bajo volumen, seguida de una semana con intensidad moderada y alto volumen. Esta variación ayuda a mantener al cuerpo alerta y mejora la capacidad de adaptación muscular.

Además de la variación en el volumen e intensidad del entrenamiento, la periodización también considera la planificación de las diferentes fases del programa. Por ejemplo, se podría tener una fase de hipertrofia muscular, enfocada en el crecimiento muscular, seguida de una fase de fuerza, en la que se trabaja en la mejora de la capacidad de generar fuerza.

Es importante mencionar que la periodización del entrenamiento no es exclusiva de los atletas de élite. Todos los deportistas pueden beneficiarse de esta estrategia, ya sea que estén comenzando en el mundo del deporte o sean competidores experimentados. Adaptar el entrenamiento a las necesidades y objetivos individuales es esencial para lograr resultados óptimos.

En resumen, la periodización del entrenamiento es una estrategia esencial para optimizar el aumento de masa muscular en los deportistas. Al dividir el programa en fases con objetivos específicos y variar la intensidad y el volumen del entrenamiento, se evita la adaptación y se estimula constantemente la ganancia muscular. En la siguiente parte de este capítulo, exploraremos ejemplos prácticos y consejos sobre cómo implementar la periodización del entrenamiento de manera efectiva. ¡Mantente atento! Ahora que hemos comprendido la importancia de la periodización del entrenamiento para optimizar el aumento de masa muscular en los deportistas, es momento de explorar ejemplos prácticos y consejos sobre cómo implementar esta estrategia de manera efectiva.

Un aspecto clave de la periodización del entrenamiento es la planificación de las diferentes fases o bloques de entrenamiento. Cada fase debe tener un objetivo específico y estar diseñada de acuerdo a las necesidades individuales del deportista. Por ejemplo, una fase podría enfocarse en la hipertrofia muscular, mientras que otra se centraría en el desarrollo de la fuerza. Es importante destacar que estas fases no son estáticas y pueden ser adaptadas y modificadas a medida que el deportista avanza en su programa de entrenamiento.

En la fase de hipertrofia muscular, el objetivo principal es estimular el crecimiento y aumento de masa muscular. Se trabajaría con cargas moderadas a altas, realizando entre 8 y 12 repeticiones por serie, con un enfoque en la técnica adecuada y el control del movimiento. Además, el volumen de entrenamiento sería elevado, es decir, se realizarían varias series y ejercicios para cada grupo muscular.

Una vez que se ha logrado una base sólida de hipertrofia muscular, se puede pasar a la fase de fuerza. En esta etapa, el objetivo principal es desarrollar la capacidad de generar fuerza. Se utilizarían cargas más pesadas, realizando entre 4 y 6 repeticiones por serie. El volumen de entrenamiento se reduciría en comparación con la fase de hipertrofia, permitiendo un enfoque más intenso en la carga.

Además de estas dos fases principales, se pueden incluir otras etapas como la fase de resistencia muscular, que se enfoca en mejorar la resistencia de los músculos trabajados, y la fase de potencia, que busca incrementar la capacidad explosiva y la velocidad de contracción muscular. Estas fases adicionales son especialmente relevantes para deportistas que requieren movimientos explosivos y rápidos, como los atletas de velocidad y potencia.

La variación en el volumen e intensidad del entrenamiento es fundamental para evitar la adaptación y mantener la progresión en el aumento de masa muscular. La periodización ondulante es una estrategia efectiva para lograr esta variación. Durante un período de tiempo más corto, se combinarían diferentes intensidades y volúmenes de entrenamiento. Por ejemplo, en una semana se podría realizar una sesión de entrenamiento con intensidad alta y bajo volumen, seguida de una semana con intensidad moderada y alto volumen. Esta variación constante mantiene al cuerpo alerta y maximiza la respuesta muscular.

Otro consejo importante para implementar la periodización del entrenamiento de manera efectiva es realizar evaluaciones regulares de progreso. Medir y analizar los resultados obtenidos en cada fase nos permite ajustar y adaptar el programa según las necesidades y objetivos del deportista. Esto puede incluir pruebas de fuerza, mediciones de tamaño muscular y evaluaciones de composición corporal.

En resumen, la periodización del entrenamiento es una estrategia esencial para optimizar el aumento de masa muscular en los deportistas. Al dividir el programa en fases con objetivos específicos y variar la intensidad y el volumen del entrenamiento, se evita la adaptación y se estimula constantemente la ganancia muscular. La planificación adecuada de las fases, la selección adecuada de ejercicios y la evaluación regular de progreso son clave para obtener resultados óptimos.

Recuerda, la periodización del entrenamiento no se limita a los atletas de élite, todos los deportistas pueden beneficiarse de esta estrategia. Adaptar el entrenamiento a tus necesidades individuales y objetivos es esencial para lograr el máximo desarrollo muscular. Sigue aprendiendo, experimentando y ajustando tu entrenamiento para alcanzar el éxito en tu búsqueda del aumento de masa muscular.

¡Mantente enfocado y nunca pares de buscar mejorar tu rendimiento físico! Con la periodización del entrenamiento, estás en el camino correcto hacia el éxito en tu desarrollo muscular.

Capítulo 12: La Importancia del Equilibrio

Destaca la importancia de mantener un equilibrio adecuado entre el entrenamiento, la nutrición y el descanso para lograr un aumento de masa muscular sostenible a largo plazo.

En el mundo del deporte y el acondicionamiento físico, la búsqueda de una mayor masa muscular es un objetivo común entre los deportistas. Sin embargo, a menudo se cae en el error de centrarse únicamente en el entrenamiento intenso sin prestar suficiente atención a otros factores clave que influyen en los resultados deseados. Para lograr un aumento de masa muscular sostenible a largo plazo, es fundamental entender y mantener un equilibrio adecuado entre el entrenamiento, la nutrición y el descanso.

El entrenamiento es, por supuesto, el pilar principal para ganar masa muscular. A través de la estimulación constante y progresiva de los músculos, se promueve el crecimiento y fortalecimiento de las fibras musculares. Sin embargo, es importante recordar que el entrenamiento no es el único factor determinante en este proceso. De hecho, si se descuida la nutrición y el descanso, los esfuerzos en el entrenamiento pueden ser en vano.

La nutrición desempeña un papel fundamental en la construcción de masa muscular. Los músculos necesitan nutrientes específicos, como proteínas y carbohidratos, para repararse y crecer después de la actividad física. Es esencial asegurarse de que se están consumiendo suficientes calorías y una combinación adecuada de macronutrientes para satisfacer las demandas de entrenamiento y permitir la síntesis de proteínas musculares. Además, es importante tener en cuenta la calidad de los alimentos que se consumen, ya que una dieta equilibrada y variada proporcionará los nutrientes necesarios para optimizar el crecimiento muscular.

El descanso es a menudo un aspecto subestimado cuando se trata de aumentar la masa muscular. Durante el entrenamiento, se producen micro lesiones en las fibras musculares, y es durante el descanso cuando ocurre la reparación y el crecimiento. Sin un tiempo adecuado de descanso y recuperación, los músculos no tienen la oportunidad de reconstruirse y adaptarse a las demandas del entrenamiento. Por lo tanto, es fundamental incluir suficiente tiempo de sueño y descanso en el programa de entrenamiento, así como días de descanso activo para permitir la recuperación muscular.

En resumen, el éxito en el aumento de masa muscular se basa en el equilibrio entre el entrenamiento, la nutrición y el descanso. Cualquiera de estos aspectos descuidados puede afectar negativamente los resultados deseados. Es necesario tener en cuenta que el entrenamiento es solo una parte del proceso y que sin una nutrición adecuada y un descanso suficiente, no se logrará una construcción muscular óptima.

En el próximo capítulo, profundizaremos en estrategias específicas para optimizar el entrenamiento, la nutrición y el descanso en busca de un aumento de masa muscular sostenible. Descubriremos cómo ajustar el volumen y la intensidad del entrenamiento, así como la importancia de los diferentes nutrientes y la planificación de comidas. Prepárate para aprender nuevas formas de maximizar tus esfuerzos en el gimnasio y alcanzar tus metas de construcción muscular.

El camino hacia un cuerpo más fuerte y musculoso requiere determinación, conocimiento y compromiso. ¡Prepárate para sobrepasar los límites establecidos y descubrir tu máximo potencial! Después de haber comprendido la importancia del equilibrio entre el entrenamiento, la nutrición y el descanso para lograr un aumento de masa muscular sostenible a largo plazo, es momento de explorar estrategias específicas que nos ayuden a optimizar cada uno de estos aspectos clave.

En primer lugar, es fundamental ajustar el volumen y la intensidad del entrenamiento de acuerdo a nuestras necesidades individuales. El exceso de entrenamiento puede ser contraproducente, ya que no permite que los músculos se recuperen adecuadamente y puede llevar a la sobre entrenamiento. Por otro lado, una falta de intensidad en el entrenamiento puede limitar el estímulo necesario para el crecimiento muscular. Es necesario encontrar un equilibrio en la carga y la frecuencia de entrenamiento, adaptándolo a nuestras capacidades y objetivos personales.

Además, la variación en el entrenamiento es clave para evitar la adaptación del cuerpo. Realizar constantemente los mismos ejercicios y rutinas puede llevar a una meseta en el crecimiento muscular. Es importante introducir nuevos estímulos y desafíos para mantener a los músculos en constante crecimiento. Esto puede incluir cambios en los ejercicios, el número de repeticiones, el orden de los ejercicios, así como la incorporación de técnicas de entrenamiento avanzadas como la superserie o el entrenamiento en circuito.

En cuanto a la nutrición, es esencial centrarse en la calidad y la cantidad de los alimentos que consumimos. Una adecuada ingesta de proteínas juega un papel crucial en la reparación y el crecimiento muscular. Las proteínas de alto valor biológico, como las carnes magras, los huevos, los productos lácteos y las legumbres, proporcionan los aminoácidos necesarios para la síntesis de proteínas musculares. Es recomendable distribuir las proteínas a lo largo del día, consumiendo al menos 20-30 gramos de proteína de calidad en cada comida.

Además de las proteínas, los carbohidratos también son importantes para brindar energía durante el entrenamiento y ayudar en la recuperación muscular. Optar por fuentes de carbohidratos complejos, como cereales integrales, frutas y verduras, asegura un aporte de nutrientes de calidad y evita los picos de azúcar en sangre.

Asimismo, no debemos olvidar la importancia de las grasas saludables en nuestra dieta. Las grasas son esenciales para la producción de hormonas y la absorción de vitaminas liposolubles. Alimentos como los aguacates, los frutos secos, las semillas y el aceite de oliva son excelentes fuentes de grasas saludables que deben incluirse en nuestra alimentación.

En cuanto al descanso, es crucial establecer una rutina de sueño adecuada que nos permita recuperarnos y regenerar los tejidos musculares. Durante el sueño profundo, se liberan hormonas como la hormona del crecimiento, que contribuyen al desarrollo muscular. Se recomienda dormir entre 7 y 9 horas cada noche para asegurar una óptima recuperación.

Además del descanso nocturno, también es importante incluir días de descanso activo en nuestro programa de entrenamiento. Estos días permiten que los músculos se recuperen sin someterlos a un estrés excesivo. Actividades de baja intensidad como caminar, nadar o practicar yoga pueden ayudar en la recuperación y promover un ritmo de vida más equilibrado.

En resumen, para lograr un aumento de masa muscular sostenible a largo plazo, es esencial encontrar un equilibrio entre el entrenamiento, la nutrición y el descanso. El ajuste adecuado del volumen y la intensidad del entrenamiento, la variación en los ejercicios, una adecuada ingesta de proteínas, carbohidratos y grasas saludables, así como una rutina de sueño adecuada y días de descanso activo, son estrategias clave para maximizar nuestros esfuerzos y alcanzar nuestras metas de construcción muscular.

Recuerda, el camino hacia un cuerpo más fuerte y musculoso requiere compromiso y dedicación. Siguiendo estos consejos, estarás en el camino correcto para destrozar los mitos y alcanzar tu máximo potencial físico. ¡No te detengas, sigue adelante y lograrás resultados increíbles!

Capítulo 13: Entrenamiento de Alta Intensidad

En el mundo del deporte, el entrenamiento de alta intensidad se ha vuelto una estrategia cada vez más popular para aquellos deportistas que buscan aumentar su masa muscular. Este tipo de entrenamiento se caracteriza por ser exigente, desafiante y, sobre todo, efectivo. En este capítulo, te invitamos a descubrir cómo el entrenamiento de alta intensidad puede convertirse en una herramienta invaluable para alcanzar tus objetivos físicos.

El entrenamiento de alta intensidad se basa en la idea de llevar el cuerpo al límite durante cortos periodos de tiempo. A diferencia de los entrenamientos convencionales, en los que se busca el equilibrio entre intensidad y duración, en este caso se busca una intensidad máxima en tiempos más reducidos. Esto implica un enfoque más concentrado y explosivo, que permite estimular los músculos de manera más efectiva.

Una de las ventajas más destacadas del entrenamiento de alta intensidad es su eficiencia. Gracias a la combinación de intervalos de trabajo intenso con periodos de descanso cortos, se logra estimular las fibras musculares de una forma más rápida y efectiva que con otros métodos de entrenamiento. Además, este tipo de entrenamiento tiene un impacto metabólico significativo, lo que significa que seguirás quemando calorías incluso después de terminar la sesión.

La clave para obtener buenos resultados con el entrenamiento de alta intensidad radica en la programación y estructuración del mismo. Es importante diseñar un plan de entrenamiento adecuado, que incluya ejercicios específicos y una progresión gradual en la carga. Además, es fundamental prestar atención a la correcta ejecución de los movimientos, ya que la técnica juega un papel crucial en la efectividad del entrenamiento.

Otra ventaja considerable del entrenamiento de alta intensidad es su capacidad para mejorar la resistencia y la fuerza muscular. Al desafiar constantemente los límites del cuerpo, se logra estimular el crecimiento y la adaptación de los músculos, lo que se traduce en un aumento de la masa muscular. Este tipo de entrenamiento también promueve el desarrollo de la fuerza explosiva, lo que puede ser especialmente beneficioso para deportistas que practican disciplinas que requieren de rápidas y potentes explosiones musculares.

Sin embargo, es importante destacar que el entrenamiento de alta intensidad no es para todos. Requiere un nivel de condición física adecuado y una buena salud cardiovascular. Antes de comenzar con este tipo de entrenamiento, es recomendable consultar a un profesional del deporte o a un médico especializado, quien podrá evaluarte y determinar si estás preparado para asumir este desafío.

En conclusión, el entrenamiento de alta intensidad puede ser una estrategia efectiva para el aumento de masa muscular en deportistas. Sus beneficios incluyen la eficiencia, la mejora de la resistencia y la fuerza muscular, así como el impacto metabólico. Sin embargo, es fundamental contar con una programación adecuada y ejecutar los ejercicios de forma correcta. Si estás listo para llevar tu entrenamiento al siguiente nivel, el entrenamiento de alta intensidad puede ser la respuesta que estabas buscando.

El entrenamiento de alta intensidad, como se mencionó en la primera mitad de este capítulo, ofrece numerosos beneficios para los deportistas que buscan aumentar su masa muscular. Sin embargo, es importante tener en cuenta que este tipo de entrenamiento no es recomendable para todos los deportistas y es fundamental conocer algunas consideraciones importantes antes de comenzar.

En primer lugar, es crucial tener un nivel de condición física adecuado antes de someterse a un entrenamiento de alta intensidad. Esto se debe a que este tipo de entrenamiento requiere un esfuerzo físico significativo, lo que puede aumentar el riesgo de lesiones si el cuerpo no está preparado. Por esta razón, se recomienda a los deportistas principiantes o aquellos con poca experiencia en el gimnasio que se enfoquen primero en desarrollar fuerza, resistencia y técnica antes de intentar un entrenamiento de alta intensidad.

Además, es esencial tener una buena salud cardiovascular antes de iniciar este tipo de entrenamiento. El entrenamiento de alta intensidad puede poner mucha presión en el corazón y los pulmones, por lo que es importante realizar un chequeo médico previo para asegurarse de que no haya ningún problema subyacente que pueda ser perjudicial durante el ejercicio intenso.

Una vez que se han tenido en cuenta estas consideraciones y se ha obtenido la aprobación de un profesional del deporte o un médico especializado, es hora de comenzar a diseñar un plan de entrenamiento de alta intensidad personalizado.

En primer lugar, es importante establecer objetivos claros y realistas. El aumento de la masa muscular requerirá un enfoque específico en cuanto a los ejercicios y la intensidad del entrenamiento. Es recomendable trabajar con un entrenador personal o un especialista en acondicionamiento físico para desarrollar un plan adecuado a tus necesidades y metas individuales.

Dentro del entrenamiento de alta intensidad, existen diferentes enfoques y métodos para estimular el crecimiento muscular. Una estrategia popular es el entrenamiento en circuito, donde se realizan una serie de ejercicios con poco o ningún descanso entre ellos. Esto ayuda a mantener la frecuencia cardíaca alta y estimular diferentes grupos musculares de manera rápida y efectiva.

Otro enfoque efectivo es el entrenamiento con pesas. Al utilizar pesos más pesados y realizar menos repeticiones, se logra estimular el crecimiento muscular de manera más intensa. Se recomienda aumentar gradualmente la carga a medida que el cuerpo se adapta para evitar lesiones.

Además de los ejercicios de fuerza, también es importante incluir ejercicios de resistencia en el entrenamiento de alta intensidad. Esto se puede lograr a través de entrenamientos en intervalos, donde se alternan rápidas explosiones de actividad intensa con períodos de descanso breve. Este tipo de entrenamiento no solo ayuda a mejorar el rendimiento cardiovascular, sino que también aumenta la quema de calorías y promueve el crecimiento muscular.

En cuanto a la frecuencia y duración del entrenamiento, es recomendable realizar sesiones de alta intensidad de 2 a 4 veces por semana, con un tiempo de entrenamiento total de aproximadamente 30 a 60 minutos por sesión. Es importante recordar que el descanso y la recuperación son fundamentales para permitir que los músculos se reparen y crezcan después de un entrenamiento intenso. Por lo tanto, es esencial dejar espacio para el descanso adecuado entre sesiones.

En resumen, el entrenamiento de alta intensidad puede ser una estrategia efectiva para aumentar la masa muscular en deportistas. Sin embargo, es importante tener en cuenta las consideraciones de condición física y salud cardiovascular antes de comenzar. Trabajar con un profesional del deporte o un médico especializado puede ayudar a diseñar un plan de entrenamiento adecuado a tus necesidades y metas. Recuerda establecer objetivos claros, elegir el enfoque adecuado y seguir un programa de progresión gradual para obtener los mejores resultados. Si estás dispuesto a asumir el desafío, el entrenamiento de alta intensidad puede ser el camino hacia un aumento significativo en tu masa muscular. ¡No dudes en poner a prueba tus límites y alcanzar tu máximo potencial!

Capítulo 14: Mitos Sobre las Mujeres y el Aumento de Masa Muscular

Desmiente los mitos y prejuicios comunes que rodean a las mujeres y el aumento de masa muscular, y brinda información esencial para las deportistas.

Las mujeres han luchado durante mucho tiempo contra los estereotipos de género en el ámbito deportivo. Uno de los mitos más persistentes es que las mujeres no pueden aumentar su masa muscular de la misma manera que los hombres. Sin embargo, esto no podría estar más lejos de la verdad.

Es importante desmentir esta creencia y brindar a las deportistas información precisa sobre cómo pueden desarrollar y fortalecer su masa muscular de manera saludable y efectiva. Entendamos juntos los mitos más comunes y derribemos las barreras que las mujeres enfrentan en su camino hacia el aumento de masa muscular.

Mito #1: "Las mujeres se pondrán demasiado musculosas si levantan pesas".

Este es un temor común entre muchas mujeres, pero es importante comprender que el aumento excesivo de masa muscular no ocurre de forma natural ni súbita. El desarrollo muscular depende de una serie de factores, incluida la genética, la intensidad de entrenamiento y la alimentación adecuada. Las mujeres tienen niveles más bajos de testosterona que los hombres, lo que dificulta el crecimiento muscular extremo. El entrenamiento de fuerza, como levantar pesas, proporciona una serie de beneficios, como mejorar la salud ósea, aumentar la fuerza y la resistencia, y ayudar a mantener un peso saludable.

Mito #2: "El entrenamiento de fuerza hará que las mujeres se vuelvan menos femeninas".

Nada podría estar más alejado de la realidad. El entrenamiento de fuerza no tiene ningún impacto negativo en la feminidad de las mujeres. De hecho, ayuda a fortalecer y tonificar los músculos, lo que puede realzar su figura y confianza en sí mismas. Las mujeres pueden lograr un equilibrio entre fuerza y feminidad mediante el entrenamiento adecuado y una alimentación equilibrada. El culturismo extremo y el uso de esteroides son casos aislados y no representan la experiencia común de las deportistas.

Mito #3: "Las mujeres solo necesitan hacer ejercicio cardiovascular para mantenerse en forma".

El ejercicio cardiovascular, como correr o nadar, es importante para mantener una buena salud cardiovascular y quemar calorías. Sin embargo, el entrenamiento de fuerza también es fundamental para desarrollar una musculatura fuerte y tonificada. Combinar ambos tipos de ejercicio puede brindar beneficios óptimos en términos de rendimiento deportivo, metabolismo y composición corporal. Las deportistas deben abrazar una rutina de ejercicios equilibrada y variada que incluya tanto cardio como entrenamiento de fuerza.

Mito #4: "Las mujeres deben utilizar equipos de entrenamiento específicos para mujeres".

No existe un equipo de entrenamiento exclusivamente femenino. Las mujeres pueden utilizar los mismos equipos y realizar los mismos ejercicios que los hombres. Las diferencias en la anatomía no son un obstáculo para lograr un aumento de masa muscular saludable. Es importante recordar que los músculos de las mujeres son similares en estructura a los de los hombres, por lo que los ejercicios de fuerza se adaptan a ambos géneros. La clave está en seleccionar un peso adecuado y mantener una técnica correcta para evitar lesiones.

En conclusión, es vital desmitificar la idea de que las mujeres no pueden aumentar su masa muscular de manera efectiva. Las deportistas deben estar bien informadas y confiar en su capacidad para desarrollar y fortalecer su musculatura. A medida que continuamos nuestro viaje en este capítulo, exploraremos más mitos y brindaremos consejos prácticos para ayudar a las mujeres a alcanzar sus objetivos de aumento de masa muscular. ¡No pierdas la oportunidad de descubrir cómo las mujeres pueden romper barreras y superar expectativas en el ámbito deportivo! Mito #5: "El aumento de masa muscular hará que las mujeres se vean voluminosas y pesadas".

Otro mito común que rodea a las mujeres y el aumento de masa muscular es la creencia de que las mujeres se verán voluminosas y pesadas si desarrollan sus músculos. Sin embargo, esto no podría estar más lejos de la verdad. El aumento de masa muscular no implica necesariamente un aspecto voluminoso, sino más bien un aspecto tonificado y definido.

Es importante destacar que la genética y el tipo de entrenamiento desempeñan un papel crucial en el aspecto físico de cada individuo. Las mujeres tienen una cantidad y distribución de grasa corporal diferentes a la de los hombres, lo que significa que el aumento de masa muscular puede revelar una figura más esculpida y tonificada en lugar de una apariencia voluminosa.

Además, el entrenamiento de fuerza puede ser adaptado para enfocarse en diferentes objetivos, como la resistencia, la fuerza o la hipertrofia muscular. Las deportistas pueden elegir el enfoque que mejor se adapte a sus necesidades y preferencias, permitiéndoles lograr un aspecto físico equilibrado y saludable.

Mito #6: "Las mujeres solo deben realizar ejercicios específicos para cada grupo muscular".

Algunos pueden creer que las mujeres solo deben realizar ejercicios específicos para tonificar o fortalecer determinadas partes del cuerpo, como los glúteos o los brazos. Sin embargo, es importante comprender que el cuerpo humano funciona como un sistema interconectado, y el entrenamiento de fuerza holístico es clave para un desarrollo muscular completo y equilibrado.

Realizar una variedad de ejercicios que involucren diferentes grupos musculares permitirá un desarrollo muscular equilibrado y una mejor funcionalidad en general. Además, el entrenamiento de cuerpo completo puede ayudar a mejorar la postura, prevenir lesiones y aumentar el rendimiento deportivo.

Mito #7: "Las mujeres deben evitar el levantamiento de pesas pesadas".

Existe la creencia de que las mujeres deben evitar el levantamiento de pesas pesadas porque puede ser perjudicial para su salud o causar una apariencia poco femenina. Sin embargo, esto no es cierto. El levantamiento de pesas pesadas es un componente esencial del entrenamiento de fuerza y puede proporcionar numerosos beneficios para las mujeres.

El levantamiento de pesas pesadas ayuda a desarrollar fuerza, mejorar la densidad ósea y estimular el metabolismo, lo que a su vez puede contribuir a una mayor quema de calorías y pérdida de grasa. Además, el levantamiento de pesas pesadas no tiene un impacto negativo en la feminidad de las mujeres. De hecho, puede ayudar a mejorar la confianza en sí mismas y a sentirse más empoderadas en su cuerpo.

Es importante destacar que las deportistas deben recibir una correcta orientación y asesoramiento de profesionales del fitness para poder realizar ejercicios de levantamiento de pesas pesadas de forma segura y efectiva.

En conclusión, es vital desmentir los mitos y prejuicios que rodean a las mujeres y el aumento de masa muscular. Las deportistas deben ser conscientes de que tienen el potencial de desarrollar y fortalecer su musculatura de manera saludable y efectiva, disfrutando de los numerosos beneficios que el entrenamiento de fuerza puede brindarles.

A medida que avanzamos en este capítulo, seguiremos explorando más mitos y brindando consejos prácticos para que las mujeres puedan alcanzar sus objetivos de aumento de masa muscular. No pierdas la oportunidad de descubrir cómo las mujeres pueden superar barreras y alcanzar su máximo potencial en el ámbito deportivo.

¡Sigue adelante, deportista! Estás en el camino correcto para desafiar los estereotipos y alcanzar tus metas de aumento de masa muscular. Recuerda que tu determinación y dedicación son fundamentales para lograr resultados positivos. ¡No te rindas y continúa rompiendo barreras!

Capítulo 15: Lesiones y Prevención

Explora las lesiones más comunes relacionadas con el aumento de masa muscular y proporciona consejos efectivos para prevenir y manejar estas lesiones.

En el dinámico mundo del deporte y el fitness, aquellos que buscan aumentar su masa muscular a menudo se enfrentan a una serie de desafíos. Uno de los desafíos más comunes es lidiar con lesiones que pueden surgir en el camino hacia el desarrollo muscular óptimo. En este capítulo, exploraremos las lesiones más comunes relacionadas con el aumento de masa muscular y proporcionaremos consejos efectivos para prevenir y manejar estas lesiones.

La prevención de lesiones es fundamental para cualquier deportista que busque alcanzar sus metas de desarrollo muscular de manera segura y efectiva. Uno de los pilares clave en la prevención de lesiones es el calentamiento adecuado. Antes de iniciar cualquier rutina de ejercicios, es imprescindible dedicar tiempo a un calentamiento completo. Esto ayudará a preparar los músculos, articulaciones y tendones para el trabajo intenso que se avecina.

Un calentamiento efectivo debe incluir una combinación de ejercicios cardiovasculares suaves, estiramientos dinámicos y movimientos que imiten los ejercicios planeados. Esto aumentará el flujo sanguíneo hacia los músculos, mejorará la flexibilidad y movilidad articular, y preparará el cuerpo para ejercicios más intensos. Recuerda que el calentamiento no debe ser apresurado, tómate el tiempo necesario para asegurar su correcta ejecución.

Otra medida preventiva crucial es mantener una técnica adecuada durante los ejercicios de aumento de masa muscular. Una mala técnica puede ejercer una tensión innecesaria en los músculos, articulaciones y tendones, lo que aumenta el riesgo de lesiones. Asegúrate de aprender la técnica correcta para cada ejercicio y, cuando sea necesario, busca la guía de un entrenador experimentado. No te apresures en levantar cargas pesadas sin dominar la técnica apropiada, ya que esto puede conducir a lesiones graves.

Asimismo, es importante escuchar a tu cuerpo y respetar sus límites. El sobre entrenamiento es un peligro constante para los deportistas ávidos de obtener resultados rápidamente. Recuerda que el crecimiento muscular se produce durante los períodos de descanso y recuperación, no durante los ejercicios en sí. Darle al cuerpo suficiente tiempo para recuperarse es esencial para prevenir lesiones relacionadas con el exceso de entrenamiento.

Sin embargo, a pesar de todas las precauciones tomadas, las lesiones aún pueden ocurrir. Es fundamental reconocer los signos tempranos de una lesión y tomar las medidas necesarias para gestionarla adecuadamente. Algunas lesiones comunes relacionadas con el aumento de masa muscular incluyen distensiones musculares, tendinitis y lesiones en las articulaciones.

En caso de sufrir una lesión, es importante buscar atención médica lo antes posible. Un profesional de la salud especializado en lesiones deportivas podrá realizar un diagnóstico preciso y recomendar un plan de tratamiento adecuado. No trates de ignorar o auto diagnosticar una lesión, ya que esto podría empeorar el problema y retrasar la recuperación.

En resumen, la prevención de lesiones es esencial para los deportistas que buscan aumentar su masa muscular. Mediante un calentamiento adecuado, una técnica correcta y un enfoque equilibrado en el entrenamiento, podrás minimizar el riesgo de lesiones. Sin embargo, en caso de que ocurra una lesión, es fundamental buscar atención médica y tomar las medidas necesarias para una recuperación adecuada.

Continúa leyendo en la segunda mitad de este capítulo, donde exploraremos estrategias efectivas para la rehabilitación post-lesión y consejos adicionales para mantener una salud óptima en tu camino hacia el aumento de masa muscular.

Continuando con nuestro análisis de las lesiones más comunes relacionadas con el aumento de masa muscular, ahora nos enfocaremos en estrategias efectivas para la rehabilitación post-lesión y consejos adicionales para mantener una salud óptima en el camino hacia el aumento de masa muscular.

Una vez que te hayas lesionado, es crucial permitir que tu cuerpo se recupere adecuadamente antes de reanudar tus entrenamientos intensivos. La rehabilitación post-lesión debe ser un proceso gradual y supervisado por un profesional de la salud especializado en lesiones deportivas. El tratamiento puede incluir terapia física, ejercicios de fortalecimiento específicos y técnicas de rehabilitación como la terapia de hielo y calor.

Durante la rehabilitación, es importante seguir las instrucciones y recomendaciones de tu médico o fisioterapeuta. No trates de acelerar el proceso de recuperación o retomar tus rutinas de entrenamiento antes de tiempo, ya que esto puede empeorar la lesión y prolongar tu tiempo de recuperación. Escucha a tu cuerpo y date el tiempo que necesitas para sanar adecuadamente.

Además de la rehabilitación, hay varios consejos adicionales que puedes seguir para mantener una salud óptima y prevenir futuras lesiones en tu camino hacia el aumento de masa muscular. Uno de ellos es asegurarte de tener un descanso adecuado. El sueño y el descanso son fundamentales para permitir que tus músculos se reparen y se fortalezcan después de los entrenamientos intensivos. Intenta dormir al menos 7-8 horas por noche y escucha a tu cuerpo cuando necesite descansar.

Otro consejo importante es mantener una alimentación balanceada y adecuada para tus necesidades específicas de entrenamiento. Asegúrate de consumir suficientes proteínas para apoyar la reparación y el crecimiento muscular, así como carbohidratos y grasas saludables para proporcionar energía y nutrientes esenciales. Consulta a un nutricionista o dietista deportivo para obtener recomendaciones personalizadas según tus metas y necesidades individuales.

Además, no descuides el estiramiento y la movilidad articular. El estiramiento regular puede ayudar a mejorar la flexibilidad y la movilidad de tus músculos y articulaciones, lo que a su vez puede reducir el riesgo de lesiones y mejorar tu desempeño deportivo. Incorpora ejercicios de estiramiento estático y dinámico en tu rutina de calentamiento y enfriamiento, y tómate el tiempo para estirarte adecuadamente después de cada entrenamiento.

En cuanto a la prevención específica de lesiones en las articulaciones, es importante fortalecer los músculos estabilizadores alrededor de las articulaciones clave. Por ejemplo, si deseas prevenir lesiones en la rodilla, es fundamental fortalecer los músculos cuádriceps y los músculos isquiotibiales. Consulta a un entrenador experimentado para obtener una rutina de ejercicios adecuada que se enfoque en fortalecer las áreas vulnerables a lesiones.

Además de estos consejos, recuerda siempre calentar adecuadamente antes de cada sesión de entrenamiento y enfriar gradualmente después. Dedica tiempo a estirar y movilizar tus músculos, y permite que tu cuerpo se adapte gradualmente a los movimientos y cargas más intensos.

En resumen, la rehabilitación post-lesión y la adopción de hábitos saludables son cruciales para mantener una buena salud y prevenir lesiones en el camino hacia el aumento de masa muscular. Escucha a tu cuerpo, sigue las recomendaciones de los profesionales de la salud y busca la guía de entrenadores especializados para maximizar tu rendimiento y reducir el riesgo de lesiones.

Continua con determinación y paciencia, y recuerda que el proceso de aumento de masa muscular es un viaje que requiere cuidado y atención constante. Sigue estos consejos y disfruta de los beneficios de un cuerpo fuerte y saludable. ¡Buena suerte en tu camino hacia el aumento de masa muscular!

Capítulo 16: El Papel del Descanso Activo

Aprende sobre la importancia del descanso activo como complemento al entrenamiento y su impacto en el aumento de masa muscular.

El entrenamiento constante, la alimentación adecuada y el descanso son pilares fundamentales para cualquier deportista que desee aumentar su masa muscular de forma efectiva. Sin embargo, muchas veces se subestima la importancia del descanso activo en este proceso.

El descanso activo, a diferencia del reposo total, implica realizar actividades de baja intensidad que promueven la recuperación muscular. Este tipo de descanso ayuda a mejorar la circulación sanguínea, reducir la tensión muscular y acelerar la eliminación de metabolitos y toxinas acumulados durante el entrenamiento.

Una de las principales razones por las que el descanso activo es esencial para el aumento de masa muscular es su capacidad para reducir el estrés y prevenir el sobre entrenamiento. Cuando nos sometemos a entrenamientos intensos y constantes, nuestros músculos sufren microrroturas que requieren tiempo para repararse y crecer. Si no brindamos a nuestro cuerpo el descanso necesario, corremos el riesgo de sufrir lesiones, disminuir nuestro rendimiento e incluso perder masa muscular.

Además de prevenir el sobre entrenamiento, el descanso activo también contribuye a la eficacia de nuestros entrenamientos. Cuando nuestros músculos están fatigados, no pueden generar la misma fuerza y desempeño que cuando están descansados. Incorporar actividades suaves como caminar, nadar o hacer estiramientos en nuestros días de descanso ayuda a mantener el flujo sanguíneo y nutrición adecuados en los músculos, lo que a su vez favorece su crecimiento y recuperación.

Otra ventaja del descanso activo es que promueve la flexibilidad y previene la rigidez muscular. Durante los días de entrenamiento intenso, nuestros músculos pueden volverse rígidos y tensos debido al estrés al que los sometemos. Sin embargo, al realizar actividades suaves y de bajo impacto, fomentamos la elongación muscular y evitamos la acumulación de tejido cicatricial. Esto nos permite mantener una mayor amplitud de movimiento y prevenir lesiones relacionadas con la falta de flexibilidad.

Es importante resaltar que el descanso activo no es sinónimo de inactividad total. Si bien es necesario darle tiempo a nuestro cuerpo para recuperarse, es importante mantenernos activos de manera suave y controlada. No se trata de realizar entrenamientos intensos o prolongados, sino de realizar actividades que promuevan el flujo sanguíneo y relajen la musculatura, sin generar una sobrecarga adicional.

En conclusión, el descanso activo desempeña un papel fundamental en el aumento de masa muscular. Al añadir este complemento al entrenamiento, podemos prevenir el sobre entrenamiento, mejorar la recuperación muscular, promover la flexibilidad y optimizar nuestros resultados en general. No subestimes la importancia del descanso activo y dale a tu cuerpo el tiempo y las actividades suaves que necesita para crecer y fortalecerse.

La práctica del descanso activo no solo se limita a la realización de actividades de baja intensidad, sino que también implica una serie de cuidados y hábitos que debemos adoptar para garantizar una recuperación óptima. En esta segunda mitad del capítulo, exploraremos algunos consejos y recomendaciones para implementar el descanso activo de manera efectiva.

Es fundamental establecer un equilibrio adecuado entre el entrenamiento y el descanso activo. Si bien es importante mantenernos activos en nuestros días de descanso, también debemos permitir que nuestros músculos se recuperen y regeneren correctamente. Es recomendable planificar días específicos de descanso activo en nuestro programa de entrenamiento, alternándolos con los días de entrenamiento intenso. Esto nos permitirá mantener la actividad sin agotar nuestros recursos musculares.

Durante nuestros días de descanso activo, podemos aprovechar para realizar actividades de baja intensidad que nos beneficien en el proceso de recuperación. El yoga y el Pilates son ejemplos de disciplinas que promueven el estiramiento y la flexibilidad muscular, al tiempo que ayudan a relajar la mente y reducir los niveles de estrés. Estas prácticas no solo contribuyen a la recuperación muscular, sino que también mejoran la postura y previenen lesiones.

Otra opción para el descanso activo es la práctica de técnicas de relajación y respiración, como la meditación o el mindfulness. Estas actividades nos ayudan a calmar la mente, reducir la ansiedad y mejorar la calidad del sueño. Un descanso adecuado y reparador es esencial para la recuperación muscular y el crecimiento, por lo que debemos prestarle la debida atención.

Además de las actividades físicas de baja intensidad, el descanso activo también implica cuidar nuestra alimentación y mantener una hidratación adecuada. Durante los días de descanso, es importante consumir alimentos ricos en nutrientes que favorezcan la recuperación muscular, como proteínas magras, carbohidratos complejos y grasas saludables. Del mismo modo, es fundamental mantenernos hidratados, ya que la hidratación adecuada ayuda a transportar nutrientes a los músculos y eliminar toxinas del cuerpo.

Es importante recordar que el descanso activo no solo se limita a los días de descanso programados, sino que también debe incorporarse en nuestra rutina diaria. Pequeñas pausas activas durante el día, como levantarse y estirarse cada hora, ayudan a mejorar la circulación sanguínea, reducir la tensión muscular y prevenir la rigidez. Estos gestos simples promueven el bienestar general y contribuyen a mantener una buena salud muscular a largo plazo.

Finalmente, es fundamental escuchar a nuestro cuerpo y ajustar nuestro descanso activo de acuerdo a nuestras necesidades individuales. Cada persona es única y tiene diferentes niveles de recuperación muscular, por lo que es importante prestar atención a las señales que nos envía nuestro cuerpo. Si experimentamos fatiga crónica, dolores musculares intensos o una disminución del rendimiento, puede ser indicativo de que necesitamos incrementar nuestro descanso activo.

En resumen, el descanso activo desempeña un papel clave en el aumento de masa muscular y en el bienestar general de los deportistas. Al implementar actividades de baja intensidad, cuidar nuestra alimentación, mantenernos hidratados y adoptar hábitos de descanso adecuados, podremos optimizar nuestra recuperación, prevenir lesiones y mejorar nuestros resultados. No subestimes la importancia del descanso activo en tu rutina de entrenamiento y dale prioridad a la salud y el crecimiento muscular.

Capítulo 17: Mantenimiento de la Masa Muscular

Descubre cómo mantener y preservar la masa muscular a largo plazo, incluso después de alcanzar los objetivos de aumento muscular.

El aumento de masa muscular es un objetivo muy común entre los deportistas, ya que no solo mejora el aspecto físico, sino también la salud y el rendimiento deportivo. Sin embargo, una vez que se alcanzan los objetivos deseados, es fundamental mantener y preservar esa masa muscular lograda. En este capítulo, exploraremos las estrategias y los factores clave que te permitirán mantener tus músculos fuertes y definidos a largo plazo.

Uno de los aspectos más importantes para el mantenimiento de la masa muscular es mantener una alimentación adecuada y equilibrada. Asegurarte de consumir suficientes proteínas es fundamental, ya que son los bloques de construcción de los músculos. Incluir fuentes de proteína magra en todas las comidas principales, como pollo, pescado, huevos y legumbres, te brindará los nutrientes necesarios para preservar y reparar el tejido muscular.

Además de las proteínas, es esencial asegurarse de obtener suficientes carbohidratos y grasas saludables en la dieta. Los carbohidratos son la principal fuente de energía para tus músculos durante el ejercicio y te permitirán mantener un buen rendimiento físico. Opta por carbohidratos complejos como la quinoa, el arroz integral y las frutas y verduras para obtener los nutrientes esenciales y evitar la pérdida de masa muscular.

En cuanto a las grasas, elige opciones saludables como aceite de oliva, aguacate y frutos secos, ya que proporcionan ácidos grasos esenciales necesarios para la salud general y el funcionamiento adecuado del organismo. Asimismo, mantén una adecuada hidratación, ya que el agua juega un papel fundamental en el mantenimiento y la reparación de tus tejidos musculares.

Además de una correcta alimentación, realizar ejercicio de forma regular es vital para el mantenimiento de la masa muscular. Una combinación de entrenamiento de fuerza y ejercicio cardiovascular te ayudará a fortalecer tus músculos y mantenerlos en buen estado. Las rutinas de levantamiento de pesas, utilizando una carga adecuada y variando los ejercicios, estimularán y desafiarán tus músculos, evitando la pérdida de masa muscular.

El descanso también desempeña un papel fundamental en el mantenimiento de la masa muscular. Durante el sueño, el cuerpo se recupera y repara los tejidos musculares dañados durante el entrenamiento. Asegúrate de dormir lo suficiente, entre 7 y 9 horas por noche, para permitir que tu cuerpo se recupere adecuadamente y maximice los beneficios del entrenamiento.

No obstante, el mantenimiento de la masa muscular va más allá de la alimentación y el ejercicio. Otros factores, como el estrés y el estilo de vida, pueden tener un impacto significativo en tus músculos. El estrés crónico puede generar la liberación de hormonas catabólicas que afectan negativamente al tejido muscular. Por ello, es importante manejar el estrés a través de técnicas de relajación como la meditación, el yoga o simplemente dedicar tiempo a actividades placenteras.

En resumen, para mantener y preservar la masa muscular, es esencial mantener una alimentación adecuada y equilibrada, realizar ejercicio de forma regular, descansar lo suficiente y gestionar el estrés. Estas acciones combinadas te permitirán mantener tus músculos en buen estado a largo plazo y disfrutar de todos los beneficios que conlleva tener una masa muscular saludable.

Una de las estrategias clave para mantener la masa muscular a largo plazo es seguir un programa de entrenamiento adecuado. Además de realizar ejercicio de forma regular, es importante variar entre diferentes tipos de entrenamiento para desafiar y estimular constantemente tus músculos. Esto incluye no solo el entrenamiento de fuerza, sino también el entrenamiento cardiovascular y la incorporación de ejercicios de flexibilidad.

Al continuar con tu rutina de entrenamiento de fuerza, es esencial modificarla y progresar con el tiempo. A medida que tus músculos se adaptan a un determinado entrenamiento, es importante aumentar la intensidad, ya sea a través de un aumento en la carga de peso, el número de repeticiones o la frecuencia de entrenamiento. Esto asegurará que tus músculos sigan siendo desafiados y estimulados para mantener y mejorar su fuerza y tamaño.

Además del entrenamiento de fuerza, el ejercicio cardiovascular también desempeña un papel importante en el mantenimiento de la masa muscular. El cardio ayuda a mejorar la salud del corazón, aumentar la resistencia y quemar grasa, lo que puede ayudar a mantener la definición muscular. Incluir actividades como correr, nadar, andar en bicicleta o hacer ejercicios de alta intensidad intervalos (HIIT) en tu rutina semanal te permitirá mantener un equilibrio entre el entrenamiento de fuerza y el cardiovascular.

No debemos olvidar la importancia de la flexibilidad y el estiramiento en el mantenimiento de la masa muscular. Los ejercicios de flexibilidad, como el yoga o el estiramiento estático, ayudan a mantener una buena movilidad articular y previenen lesiones. Al tener una buena flexibilidad, podrás realizar un rango completo de movimiento durante los ejercicios de fuerza, lo que favorecerá el crecimiento y mantenimiento de tus músculos.

Otro factor clave para mantener la masa muscular es asegurarse de descansar adecuadamente. El descanso adecuado es esencial para permitir que tus músculos se reparen y se fortalezcan después del entrenamiento.

Durante el sueño, el cuerpo produce hormonas de crecimiento que son esenciales para la regeneración muscular. Es importante dormir entre 7 y 9 horas por noche para maximizar los beneficios del entrenamiento y permitir que tu cuerpo se recupere adecuadamente.

Además del descanso nocturno, también es importante incluir períodos de descanso entre los entrenamientos. Dedicar días de descanso activo o días de recuperación en los que realices actividades de baja intensidad, como caminar o estiramientos suaves, ayudará a reducir el riesgo de sobre entrenamiento y lesiones.

Finalmente, un último factor a tener en cuenta para el mantenimiento de la masa muscular es evitar el consumo excesivo de alcohol y tabaco. Estas sustancias pueden tener un impacto negativo en tus músculos, ya que pueden interferir con la síntesis de proteínas y reducir la eficacia del entrenamiento. Optar por un estilo de vida saludable, que incluya una alimentación equilibrada, ejercicio regular y evitar hábitos perjudiciales, te ayudará a mantener tus músculos fuertes y definidos.

En conclusión, mantener y preservar la masa muscular a largo plazo requiere seguir una alimentación adecuada y equilibrada, así como realizar ejercicio de forma regular y descansar lo suficiente. Variar tu programa de entrenamiento, incluir tanto el entrenamiento de fuerza como el cardiovascular, y dedicar tiempo al estiramiento y la flexibilidad también son fundamentales. Además, es importante evitar hábitos perjudiciales como el consumo excesivo de alcohol y tabaco. Al seguir estas estrategias, podrás mantener y disfrutar de una masa muscular saludable a lo largo del tiempo.

Descargo de Responsabilidad para eBook

IMPORTANTE: Por favor, lea este descargo de responsabilidad en su totalidad antes de usar este eBook.

Este eBook está destinado únicamente a fines informativos y educativos. El autor y el editor de este eBook y los materiales asociados han hecho todo lo posible para garantizar que la información proporcionada sea precisa y útil. Sin embargo, el contenido se proporciona "tal cual" sin garantía de resultados completos, precisión o la ausencia de errores.

Limitación de Responsabilidad

El autor y el editor de este eBook y los materiales relacionados no serán responsables por ningún daño directo, indirecto, incidental, consecuente o punitivo que surja del acceso, uso o imposibilidad de usar este eBook, o cualquier error u omisión en el contenido del mismo.

Este descargo de responsabilidad se aplica a cualquier daño o lesión causada por cualquier falla de rendimiento, error, omisión, interrupción, eliminación, defecto, retraso en la operación o transmisión, virus informático, falla de la línea de comunicación, robo o destrucción o acceso no autorizado, alteración o uso del registro, ya sea por incumplimiento de contrato, comportamiento tortuoso, negligencia o bajo cualquier otra causa de acción.

Derechos de Autor y Uso del Contenido

El contenido de este eBook es propiedad del autor y está protegido por las leyes de derechos de autor internacionales y nacionales. El autor concede a los compradores de este eBook una licencia no exclusiva para ver, copiar e imprimir el contenido del eBook para uso personal y no comercial solamente.

No está permitido reproducir, transmitir o distribuir cualquier parte de este eBook en cualquier forma o por cualquier medio, electrónico o mecánico, incluyendo fotocopiado, grabación o cualquier sistema de almacenamiento y recuperación de información, sin permiso por escrito del autor, excepto para el uso de citas breves en una reseña.

No es un Consejo Profesional

La información contenida en este eBook no pretende ser un consejo profesional. Los lectores deben buscar el asesoramiento de profesionales calificados antes de actuar con respecto a los temas mencionados aquí.

Modificaciones al eBook

El autor y el editor se reservan el derecho de modificar o retirar cualquier parte de este eBook o los materiales asociados a su discreción en cualquier momento sin previo aviso.

Consentimiento

Al usar este eBook, usted indica su aceptación de este descargo de responsabilidad. Si no está de acuerdo con este descargo de responsabilidad, por favor no utilice el eBook.

Don't miss out!

Visit the website below and you can sign up to receive emails whenever Gonzalo Estrada publishes a new book. There's no charge and no obligation.

https://books2read.com/r/B-A-OZBBB-BDFQC

BOOKS 2 READ

Connecting independent readers to independent writers.

Did you love *Ganar Masa Muscular*? Then you should read *Afirmaciones y Empoderamiento*[1] by Gonzalo Estrada!

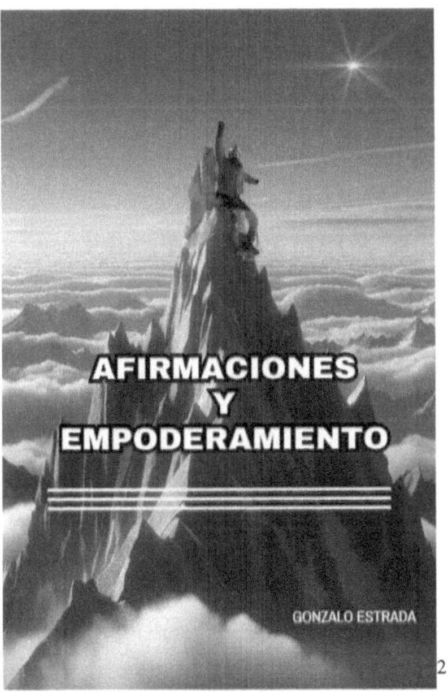

[2]

"Afirmaciones y empoderamiento: Cómo cambiar tu mentalidad y alcanzar tus metas"**

En un mundo lleno de desafíos y obstáculos, es esencial contar con las herramientas adecuadas para superar cualquier adversidad y alcanzar nuestros sueños. "Afirmaciones y empoderamiento" es una guía inspiradora que te llevará de la mano en un viaje transformador hacia el autodescubrimiento y el crecimiento personal. Desde el primer capítulo, te sumergirás en la importancia de comenzar este viaje con una mentalidad abierta y dispuesta al cambio.

A medida que avances, aprenderás a identificar tus metas y sueños, y cómo las afirmaciones pueden ser herramientas poderosas para reforzar

---

1. https://books2read.com/u/b6G50E

2. https://books2read.com/u/b6G50E

tu determinación y autoestima. Descubrirás cómo superar esas creencias limitantes que te han frenado y cómo practicar la gratitud y el amor propio puede ser el cimiento de una vida plena.

Cada capítulo te brinda estrategias y técnicas para construir una mentalidad resiliente, enfrentar el miedo, la auto duda y cultivar una perspectiva de abundancia. Además, se destaca la importancia de establecer límites saludables, desarrollar resiliencia emocional y enfrentar la adversidad con valentía y fortaleza.

El libro no solo se centra en el empoderamiento individual, sino también en cómo cultivar relaciones y entornos positivos, y cómo el autocuidado y la gestión del estrés son esenciales para mantener un equilibrio en la vida cotidiana. Finalmente, te invita a celebrar cada logro, por pequeño que sea, y a fomentar el optimismo y el pensamiento positivo en cada paso del camino.

"Afirmaciones y empoderamiento" es más que un libro; es un compañero en tu viaje hacia una vida llena de éxito, felicidad y realización. Cada página te inspirará a tomar el control de tu destino, a creer en ti mismo y a construir la vida que siempre has soñado.

Also by Gonzalo Estrada

Self Healing
Visualiza tu Éxito
Cultivando Líderes
Afirmaciones y Empoderamiento
Semillas de Cambio
Cómo convertir TikTok en una máquina de hacer dinero
Cómo hacer dinero con Pinterest
Cómo hacer un ensayo
Cómo Pedir un Aumento de Sueldo
Currículo Poderoso
Entrenamiento sin Violencia
Entrevista Laboral
Gana Dinero con X (Twitter)
Ganar Masa Muscular
Volver a Empezar; el arte de reinventarse
Analiza Resuelve Ejecuta
Aromatherapy, The natural path to your pet´s well being
Holistic Feeding
The ABC of Educating Your Pet
The Art of Cosmic Connection
The Art of Feng Shui applied to your Pets
From Scarcity to Abundance
The English Bulldog in The Family
The French Bulldog
Therapeutic Massages for Pets